大医生

吃法决定健康

瑞雅 编著

豆浆茶饮

蔬果汁养生

海峡出版发行集团
THE STRAITS PUBLISHING & DISTRIBUTING GROUP

福建科学技术出版社
FUJIAN SCIENCE & TECHNOLOGY PUBLISHING HOUSE

图书在版编目（CIP）数据

吃法决定健康．豆浆茶饮蔬果汁养生 / 瑞雅编著．

福州：福建科学技术出版社，2015.11

ISBN 978-7-5335-4850-6

Ⅰ．①吃… Ⅱ．①瑞… Ⅲ．①食物养生 – 基本知识

Ⅳ．① R247.1

中国版本图书馆 CIP 数据核字（2015）第 212363 号

书　　名	吃法决定健康：豆浆茶饮蔬果汁养生
编　　著	瑞雅
出版发行	海峡出版发行集团
	福建科学技术出版社
社　　址	福州市东水路 76 号（邮编 350001）
网　　址	www.fjstp.com
经　　销	福建新华发行（集团）有限责任公司
印　　刷	福州华悦印务有限公司
开　　本	700 毫米 × 1000 毫米　1/16
印　　张	15
图　　文	240 码
版　　次	2015 年 11 月第 1 版
印　　次	2015 年 11 月第 1 次印刷
书　　号	ISBN 978-7-5335-4850-6
定　　价	42.00 元

书中如有印装质量问题，可直接向本社调换

Contents 目录

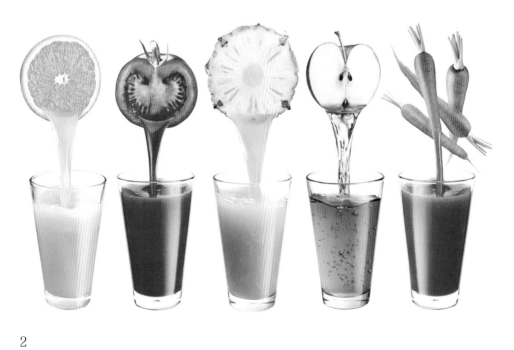

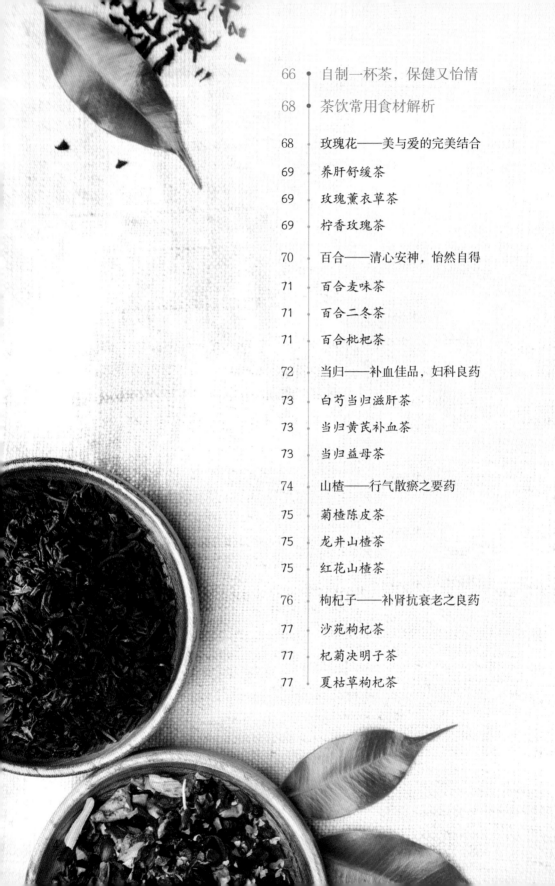

85 第二章 健康豆浆茶饮蔬果汁——一天一杯，强身健体

103 · 第三章　养人豆浆茶饮蔬果汁——美颜塑身抗衰老

123 第四章 养生豆浆茶饮蔬果汁——四季调理有讲究

141 第五章 营养豆浆茶饮蔬果汁——因人施补效更佳

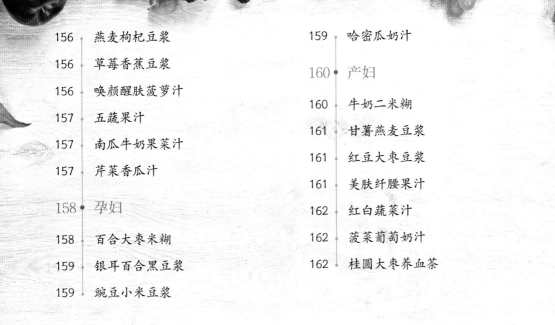

163 第六章 特效豆浆茶饮蔬果汁——防病祛病效果好

11

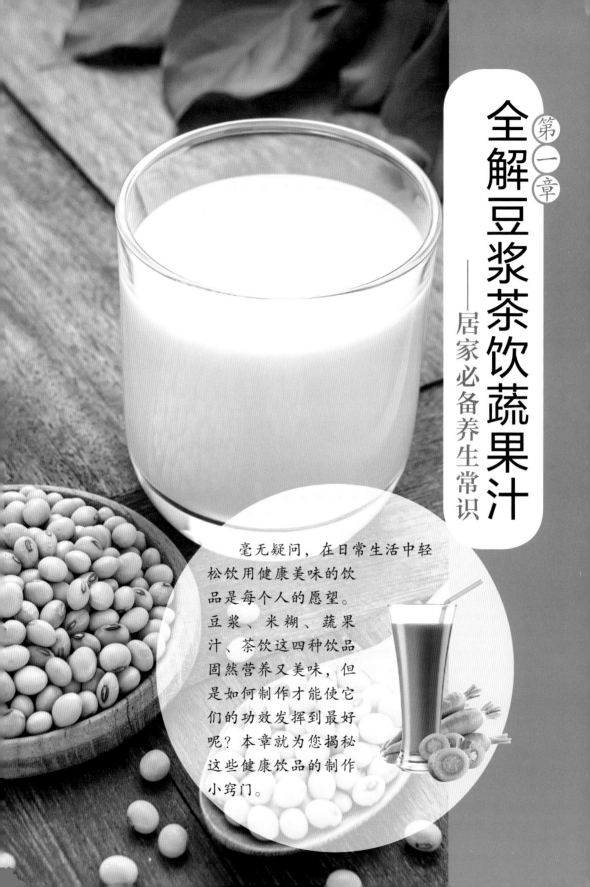

全解豆浆茶饮蔬果汁

第一章

——居家必备养生常识

　　毫无疑问，在日常生活中轻松饮用健康美味的饮品是每个人的愿望。豆浆、米糊、蔬果汁、茶饮这四种饮品固然营养又美味，但是如何制作才能使它们的功效发挥到最好呢？本章就为您揭秘这些健康饮品的制作小窍门。

自制豆浆有讲究

第一步 选豆

　　豆子的蛋白质含量超过42%，且富含多种营养成分。想要磨出口味纯正的豆浆，选择优质豆类材料是最关键的一步。选豆时，应选择颗粒饱满、大小一致、无杂色、无霉烂、无虫蛀、无破皮的优质豆类。另外，最好选择非转基因豆。（图①）

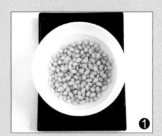

第二步 泡豆

　　用清水洗净豆子后才能制作豆浆。首先将其充分地浸泡，使豆质软化，然后经过粉碎、过滤及充分加热，以提高豆中营养的消化吸收率。一般情况下，干豆要用清水浸泡10～12小时，才能泡得比较充分。如果每天晚饭后把豆泡上，待第2天早上就可以用来打豆浆了。另外，选择能打干豆的豆浆机，更为方便。（图②）

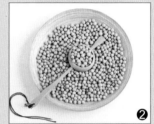

第三步 制浆

　　制作豆浆时，要将浸泡好的豆倒入豆浆机中，加入适量水，再放上机头，接通电源，按下豆浆机的工作键，经15～20分钟，豆浆机即可自动制作好新鲜香浓的熟豆浆。如果喜欢喝口感细腻的豆浆，可用过滤网过滤后再饮用。（图③、图④、图⑤）

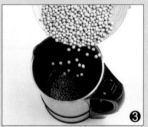

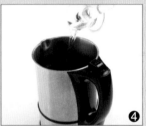

第四步 清洗

　　做好豆浆后，要将豆浆及时倒入容器，并立即清洗豆浆机，以防剩余豆浆和豆渣干结在豆浆机里面。清洗时，可用软布将豆浆机杯身、机头及刀片上的豆渣擦拭干净，然后用一个软毛刷子刷洗掉缝隙中的豆渣。要记住，千万不能将机头浸泡在水中或用水直接冲淋机头的上半部分，否则易受潮发生短路，导致豆浆机无法正常使用。

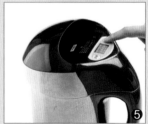

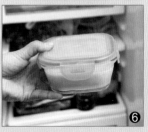

第五步 冷藏

做好的豆浆最好一次喝完，喝剩下的豆浆要倒入密闭盛器中，放入冰箱冷藏，饮用时需煮沸。放入冰箱冷藏的豆浆应尽快喝完，以免存放时间过长，导致豆浆变质。（图⑥）

这样做豆浆更美味

选干豆不如选湿豆

经过浸泡的豆子，其含有的单宁、植酸、皂苷等含量会减少，可以大大提高豆中铁、锌等矿物质的消化吸收率，而且充分浸泡豆子，可使其中的微量黄曲霉素（豆腥味的来源）含量大大降低。

宜用清水做豆浆

直接用泡豆的水做出的豆浆，不仅有咸味、不鲜美，而且也不卫生，饮用后有损健康，还可能导致腹痛、腹泻、呕吐。所以，豆子浸泡后要用清水将豆子清洗几遍，这样才能做出好豆浆，并保证卫生和健康。

豆浆煮开喝才健康

未煮开的豆浆对人体有害，因为其中含有的皂苷、胰蛋白酶抑制物这两种物质会对胃肠道产生刺激，从而引起呕吐、腹泻等症状。所以，豆浆煮沸后应继续加热3～5分钟。

豆浆里不宜放鸡蛋

鸡蛋虽好，但放在豆浆中却会妨碍人体吸收营养。因为鸡蛋中的黏液性蛋白易和豆浆中的胰蛋白酶结合，产生不易被人体吸收的物质，从而降低二者的营养价值。

教您辨识优质豆浆

净

喝豆浆前，要注意观察操作人员的身体是否健康；大豆、水和器具是否干净；场所环境是否卫生，有无蚊、蝇、鼠等传染源；制浆流程有无卫生保障。

鲜

豆浆最好是现做现喝，在做好后2小时内喝完，夏季更应如此，否则容易变质。

浓

优质豆浆应具有浓度高、口感好、营养易吸收的特点；劣质豆浆则显得稀淡，口感不好，营养成分含量也低。

这样保存豆浆更营养

在家中自制豆浆时，最好即做即饮，如果制作的豆浆一次喝不完，也可以选择下面的方法进行保存。

隔天保存豆浆法

可将剩余的豆浆倒入干净的杯子中，放进冰箱保存。冬季可早晚加热饮用，夏季则只需加热一次。营养学研究表明，饮用加热后的豆浆，不会对身体产生不利的影响，但豆浆中的营养相比新鲜豆浆会有所流失，所以还是即做即喝为好。

7天保存豆浆法

准备容器

准备一只耐热、密封性好的干净瓶子。由于豆浆机制作出来的豆浆是沸腾的豆浆，要想保存它，就必须用耐热的器皿，同时还要避免细菌和氧气钻进器皿，因此器皿必须保证不透气、不透水。所以要选择能够拧紧，密封性好的瓶子来保存豆浆。

杀菌处理

在豆浆快要制作完成时，要先将瓶子用沸水烫一下，以起到杀菌作用。在豆浆制作完成之时，要马上倒入瓶中，但不要倒得太满，要留下一定的空隙。

加盖密封

把瓶盖松松地盖上，不要拧紧，停留大约十几秒钟后要再拧紧，这样可以避免热气因冷却收缩而使瓶子无法打开。

冷藏豆浆

等到豆浆自然冷却到室温之后，再把它放进冰箱里，这样可以保存一个星期。

长时间保存豆浆的秘诀

◎容器杀菌：把容器用沸水烫一会儿，可以灭活大部分细菌。

◎豆浆杀菌：豆浆一定要煮沸，沸腾的豆浆可灭活绝大多数细菌。

◎密闭杀菌：把煮沸的豆浆倒入杀过菌的容器内，再密闭起来，这样就可以较长时间地保存豆浆而不至于变质腐败了。

豆浆应该怎么喝

喝豆浆要注意什么

注意营养搭配

喝豆浆的同时可以吃些面包、饼干等淀粉类食物，这样可使豆浆中的蛋白质在淀粉类食品的作用下充分地被人体所吸收。如果再吃些蔬菜和水果，营养会更均衡。

切忌空腹喝豆浆

空腹喝豆浆时，其中的蛋白质大部分会在人体内转化为热量而被消耗掉，不能充分起到补益作用。所以，喝豆浆时应吃些糕点、馒头等主食，以便充分补充营养。

豆浆要适量饮用

喝豆浆不可过量，否则易引起消化不良，出现腹胀、腹泻等不适症状。专家建议，每人每天喝250～300毫升豆浆为好。

哪些人不宜喝豆浆

喝着自己制作的豆浆，营养丰富又健康，但豆浆并非人人皆宜。下面这些人群就应对豆浆"忍痛割爱"：

◎喝豆浆后容易产气，因此腹胀、腹泻的人最好别喝豆浆。

◎豆浆性凉、味甘，脾胃虚寒的人要少喝或不喝，怕冷、体虚、精神疲倦等症状的虚寒体质者也不适宜饮用豆浆。

◎急性胃炎、慢性浅表性胃炎患者不宜喝豆浆，以免刺激胃酸分泌过多从而加重病情，或者引起胃肠胀气。

◎病情严重的消化性溃疡患者应忌食大豆、蚕豆及豆浆、豆腐丝、豆腐干等豆制品。因为豆类所含的低聚糖（如水苏糖和棉籽糖）虽然不能被消化酶分解而消化吸收，但可被肠道细菌发酵，能分解产生一些小分子的气体，进而引起腹胀、腹痛、肠鸣等症状。

◎长期高热的伤寒患者虽然应摄取高热量、高蛋白食物，但在其急性期和恢复期，为预防出现腹胀症状，也不宜饮用豆浆，以免产生胀气。

◎急性胰腺炎患者如处在病情发作期，可饮用富含高碳水化合物的清流质饮食，但忌饮刺激胃液和胰液分泌的豆浆等食物。

◎痛风患者在急性期要严禁食用含嘌呤多的食物，其中就包括干豆类及豆浆等豆制品，即使在缓解期也要有节制地食用。

性味归经 \ 性平，味甘；归脾、大肠经。

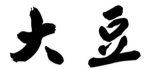

大豆

——蛋白质的营养库

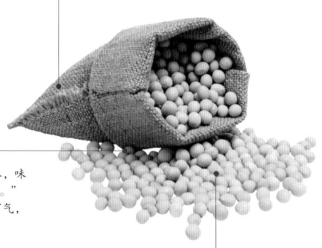

《神农本草经》\ "大豆黄卷，味甘平，主治湿痹、筋挛、膝痛。"
《食物本草会纂》\ "宽中下气，利大肠，消水肿毒。"

◎延缓衰老 \ 经常食用大豆及豆制品之类的高蛋白食物，能滋养皮肤、肌肉和毛发，使皮肤润泽细嫩，富有弹性，肌肉丰满而结实，毛发乌黑而光亮，使人延缓衰老。
◎改善大脑功能 \ 大豆中所含的卵磷脂是大脑细胞的重要组成部分，常吃大豆对增强和改善大脑功能，缓解更年期症状有重要的意义。

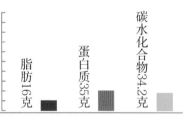

人体必需营养素（每100克含）

脂肪16克　蛋白质35克　碳水化合物34.2克

矿物质

锌3.34毫克　铁8.2毫克　钙191毫克

人群宜忌 更年期女性、骨质疏松症患者宜食/痛风、尿酸过高者要慎食。

选购储存

◎选购大豆时，以颗粒饱满、大小一致、颜色均匀、无霉烂、无虫蛀、无破皮者为佳。
◎储藏大豆前宜先晒干，装入塑料袋后置于干燥、阴凉处保存。

营养师建议

　　煮大豆前，先将大豆用水浸泡，这样比较容易熟透。煮的时候可以放入一些盐，这样比较容易入味。

搭配宜忌

√大豆+牛排骨　益肾壮骨
√大豆+茄子　强身健体
√大豆+蜂蜜　补心益气
✕大豆+菠菜　破坏营养

保健偏方

　　大豆100克，醋110毫升，将大豆洗净晾干后浸于醋中，8日后食用。每日3～6次，每次3粒。适用于糖尿病患者。

大豆原味豆浆

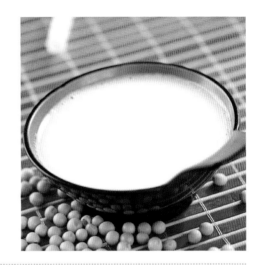

材料：大豆100克，白糖适量。

做法：❶ 将大豆放入碗中，加适量水泡至发软，捞出洗净。

❷ 将泡好的大豆放入全自动豆浆机中，加入适量水煮成豆浆。

❸ 将豆浆过滤，加入适量白糖调味即可。

大豆牛奶豆浆

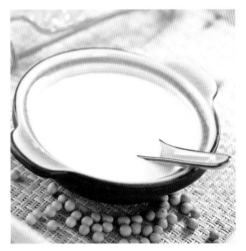

材料：大豆100克，牛奶1杯，白糖适量。

做法：❶ 将大豆用清水浸泡至软后洗净。

❷ 将泡好的大豆倒入全自动豆浆机中，加适量水煮成豆浆。

❸ 加入白糖调味，待豆浆晾至温热时，倒入牛奶搅拌均匀即可。

慈姑桃米豆浆

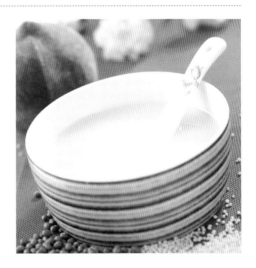

材料：大豆50克，慈姑30克，桃1个，绿豆、小米各适量。

做法：❶ 大豆、绿豆分别用清水浸泡至软，洗净；慈姑去皮，洗净，切碎；桃洗净，去核，切碎；小米淘洗干净，用清水浸泡2小时。

❷ 将全部材料一同倒入全自动豆浆机中，加适量水煮成豆浆即可。

绿豆

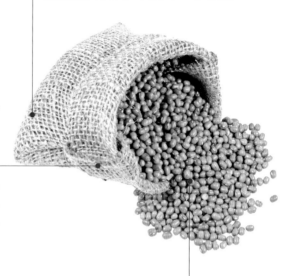

性味归经 \ 性寒，味甘；归心、胃经。

——清热解毒的"济世之谷"

《本草纲目》\ "补益元气，调和五脏，安精神，行十二经脉，去浮风，润皮肤，止消渴，利肿胀，解一切草药、牛马、金石诸毒。"

◎**辅助治疗高血压、动脉粥样硬化** \ 常食绿豆，对高血压、动脉粥样硬化、糖尿病、肾炎等均有较好的缓解作用。

◎**防暑消热** \ 绿豆是夏令饮食中的上品。在夏天喝些绿豆粥，既甘凉可口，又防暑消热。

人体必需营养素（每100克含）

脂肪0.8克　蛋白质21.6克　碳水化合物62克

矿物质

锌2.18毫克　铁6.5毫克　钙81毫克

人群宜忌 热性体质及易患疮毒者宜食/慢性胃肠炎、脾胃虚弱、腹泻者忌食。

选购储存

◎选购时以无霉烂、无虫蛀、无变质、表面圆润有光泽者为佳。
◎存放前要先将绿豆晾晒得特别干燥，装入密封性较好的容器中。

营养师建议

绿豆不宜煮得过烂，以免使有机酸和维生素遭到破坏，从而降低其功效。

搭配宜忌

√绿豆+南瓜　清热解毒
√绿豆+莲藕　疏肝利胆
✗绿豆+土豆　导致腹泻

保健偏方

金银花30克，甘草5克，绿豆10克。将金银花、甘草加水煎煮，过滤取汁，以汁煮绿豆成羹。每日1剂，分早晚2次服用。可散热解毒，抗病毒。

绿豆清凉豆浆

材料：绿豆100克，白糖适量。

做法：❶ 将绿豆加适量水泡至发软，捞出后洗净。

❷ 将泡好的绿豆放入全自动豆浆机中，加适量水煮成豆浆。

❸ 将豆浆过滤，加入适量白糖调味即可。

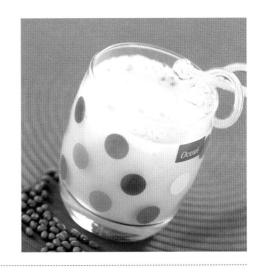

红绿豆百合豆浆

材料：绿豆、红豆各25克，鲜百合20克。

做法：❶ 将绿豆、红豆分别淘洗干净，用清水浸泡至软；百合择洗干净，分瓣。

❷ 把所有材料一同倒入全自动豆浆机中，加适量水煮成豆浆即可。

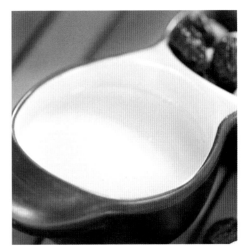

百合莲子绿豆浆

材料：大豆30克，绿豆20克，百合10克，莲子15克。

做法：❶ 将大豆用清水浸泡至软，洗净；绿豆淘洗干净，用清水浸泡4～6小时；百合洗净，泡发，切碎；莲子洗净，泡软。

❷ 将全部材料一同倒入全自动豆浆机中，加入适量水煮成豆浆即可。

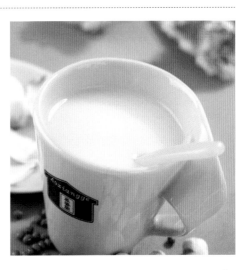

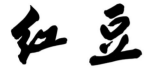

红豆

——利水消肿的"相思豆"

性味归经 \ 性平，味甘；归脾、大肠、小肠经。

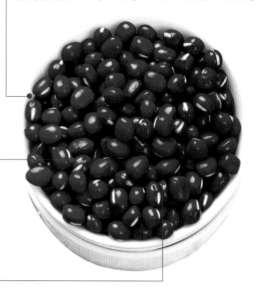

《名医别录》\ "主寒热，热中，消渴，止泄，利小便，吐逆，卒辟，下胀满。"

《本草纲目》\ "行津液，利小便，消胀除肿，止呕而之下痢肠僻。"

◎ 润肠通便，解毒抗癌 \ 红豆含有较多的膳食纤维，具有良好的润肠通便的作用。另外，红豆还有降血压、降血脂、调节血糖、解毒抗癌、预防结石、健美减肥的作用。

◎ 催乳 \ 红豆是富含叶酸的食物，产妇、乳母多吃红豆有催乳的功效。

人体必需营养素（每100克含）

脂肪0.6克　蛋白质20.2克　碳水化合物63.4克

矿物质

锌2.2毫克　铁7.4毫克　钙74毫克

人群宜忌 水肿和便秘患者宜食/哺乳期女性宜食/尿频者忌食。

选购储存

◎ 选购时以豆粒完整、大小均匀、颜色深红、紧实皮薄者为佳。

◎ 红豆必须存放在干燥不潮湿处，以免发霉。也可以放在冰箱中保存。

营养师建议

红豆中的色素与铁结合后会变黑，因此烹调红豆时不宜使用铁锅。

搭配宜忌

√红豆+白糖　利水消肿

√红豆+南瓜　美容养颜

✕红豆+羊肚　导致腹痛

保健偏方

将红豆50克、粳米100克淘洗干净，加水浸泡，放入锅中，加适量水煮成粥，最后加白砂糖调味即可。可活血消肿，有效改善带状疱疹症状。

薏米红绿豆浆

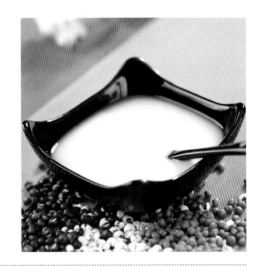

材料：绿豆、红豆、薏米各30克。

做法：❶ 薏米淘洗干净，用清水浸泡2小时；绿豆、红豆分别淘洗干净，用清水浸泡至软。

❷ 将绿豆、红豆、薏米一同倒入全自动豆浆机中，加入适量水煮成豆浆即可。

桂圆红豆豆浆

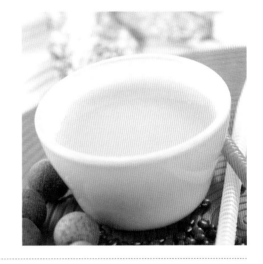

材料：红豆50克，桂圆肉30克。

做法：❶ 将红豆淘洗干净，用清水浸泡至软；桂圆肉切碎末。

❷ 将泡好的红豆和桂圆肉末倒入全自动豆浆机中。

❸ 加入适量水搅打成豆浆即可。

黑红绿豆浆

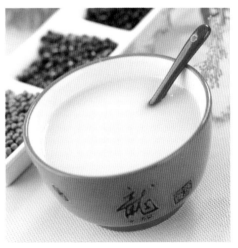

材料：黑豆50克，红豆20克，绿豆10克。

做法：❶ 将黑豆用清水浸泡至软，洗净；红豆、绿豆分别淘洗干净，再用清水浸泡4~6小时。

❷ 将全部材料一同倒入全自动豆浆机中，加入适量水煮成豆浆即可。

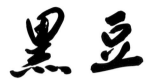

黑豆

——防老抗衰的"豆中之王"

性味归经 \ 性平，味甘；归脾、肾经。

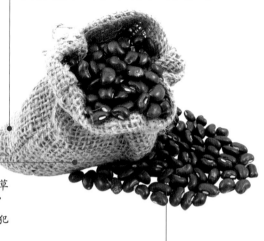

《本草汇言》\ "善解五金、八石、百草诸毒。煮汁饮，能润肾燥，故止盗汗。"
《本草纲目》\ "服蓖麻子者忌炒豆，犯之胀满，服厚朴者亦忌之，动气也。"

◎**滋肾补肾** \ 经常食用黑豆，对肾虚体弱、腰痛膝软、身面浮肿、风湿痹痛、关节不利、痈肿疮毒等症有良好的预防和辅助治疗作用。
◎**降低胆固醇** \ 黑豆所含的皂草苷有减少体内胆固醇的作用，能有效预防中老年人动脉粥样硬化等心血管疾病。

人体必需营养素（每100克含）

脂肪15.9克 | 蛋白质36克 | 碳水化合物33.6克

矿物质

锌4.18毫克 | 铁7毫克 | 钙224毫克

人群宜忌 便秘者宜食/水肿患者宜食/消化不良者忌食。

选购储存

◎选购时以豆粒大小均匀、乌黑、无杂质、无虫蛀者为佳。
◎将黑豆放于有盖容器内密封保存，置于阴凉、干燥、通风处可存放较长时间。

营养师建议

黑豆不宜与蓖麻籽同食，否则容易导致人体中毒。

搭配宜忌

√黑豆+柿子 补肾强身
√黑豆+蜂蜜 补肝益精

保健偏方

将50克黑豆浸透，放入锅内，加适量水煮至黑豆熟透，放入5克红花和适量红糖煮至红糖溶化即可食用。适用于滋补脾肾，活血行经，止痛经。

黑豆营养豆浆

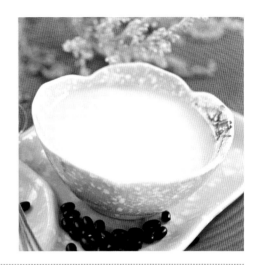

材料：黑豆100克，白糖适量。

做法：❶ 将黑豆放入清水中泡至发软，捞出洗净。

❷ 将黑豆放入豆浆机中，加适量清水煮成豆浆。

❸ 将豆浆过滤，加入适量白糖调味即可。

黑豆蜂蜜豆浆

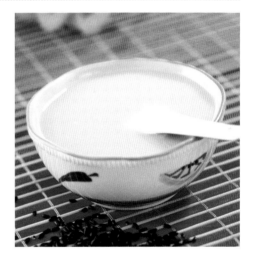

材料：大豆50克，黑豆、黑米各20克，蜂蜜适量。

做法：❶ 将大豆、黑豆分别浸泡至软，洗净；黑米淘洗干净，浸泡2小时。

❷ 把黑米和泡好的大豆、黑豆一同倒入全自动豆浆机中，加入适量水煮成豆浆。

❸ 将豆浆晾至温热，加入蜂蜜调味即可。

芝麻黑枣黑豆浆

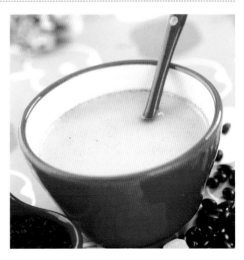

材料：黑豆50克，熟黑芝麻、黑枣各15克，冰糖适量。

做法：❶ 将黑豆入水浸泡至软后洗净；黑枣洗净，去核，切末；熟黑芝麻碾成末。

❷ 将做法❶中黑豆、黑芝麻末和黑枣末一同倒入全自动豆浆机中，加入适量水煮成豆浆。

❸ 将豆浆过滤后加冰糖调味即可。

自制米糊好营养

米糊营养丰富

　　米糊主要是由五谷杂粮制作而成，含有丰富的营养。另外，制作米糊时还可以加入蔬菜、水果、坚果等食物，这样可以使米糊的营养更加全面。制作时搭配得当、合理，既可以保证米糊的营养均衡，又能确保人体吸收，使身体变得更加健康。

米糊功效齐全

　　古人称米糊是"第一补人之物"，可见米糊的功效是很全面的。从中医角度来看，米糊可以健脾养胃、补益虚损。另外，米糊是介于干性和水性之间的食物，口感香滑，易于消化吸收，尤其对进食比较困难的儿童、老人、病人等更加适合。

　　但并不是说米糊只适合幼儿、老人等人群食用，因其原料种类的不同，其养生功效也各有不同，是适合全家人食用的食物。女性食用米糊可以美容养颜，男性食用米糊可以保健养身。总之，米糊功效齐全，可以帮助全家人补养身体。

米糊制作有讲究

　　由于时代的变化以及人们生活水平的提升，制作米糊也有不同的方法，简单地说，就是由传统的制作方法变为现代的简易方法。另外，无论是何种制作方法，都有一些要求和技巧，需要我们注意。下面就介绍两种制作米糊的方法与要求。

传统制作方法

　　制作米糊有一个由繁至简的过程。首先，制作米糊需要将原料，如粳米、小米等浸泡1~2个小时，控水后还要将其打成浆。打成浆之后，就要开始真正意义上的制作了。将米粉浆与一些水搅拌之后将其放入锅中加热，在此期间还要不停地用锅铲进行翻搅，以免糊锅。只有把握好火候，才能制作好米糊。

　　如今，市场上出现各种现成的五谷粉，这样就省去了将粳米、小米等原料碾成粉末状的做法，制作米糊也就变得没有之前那样繁琐。

现代制作方法

　　现在，随着米糊机和全自动豆浆机的出现，制作米糊也变得更加简单方便了。

　　首先，应该将作为原料的五谷杂粮浸泡至软。因为五谷中所含的对人体有益的膳食纤维很难被吸收，只有将其泡软、打磨、熬煮之后才能使其营养成分为人体消化、吸收。

　　其次，可以根据个人口味和营养需求加一些蔬果、干果等食材，确保煮出的米糊更加香浓。

一切准备就绪后，将材料全部放入米糊机或全自动豆浆机中，只要接通电源，按下功能键就可以了。

和制作豆浆一样，制作米糊也有一些要求。下面就介绍一下制作米糊的具体要求。

原料有要求

在选择原料时，我们通常以五谷杂粮为主，还可以添加一些蔬果、干果等。无论挑选何种原料，都要保证其品质优良。如果选用豆类，就需要挑选那些新鲜的优质豆；如果选用蔬果，就要挑选那些绿色无公害的。

浸泡有要求

在打磨之前，我们需要把米糊原料浸泡至软，由于浸泡需要一段时间，所以我们要掌握好具体的时间。如果想在早上进食，那就要在前一天晚上开始浸泡。同样，如果想在中午或晚上进食，就要在前一段时间开始浸泡，这样才可以保证米糊的口感。

调味有要求

如果嗜好甜味或咸味，可以在米糊中加入白砂糖、冰糖、蜂蜜或盐等多种调料，以确保其符合自己的口味。

水量有要求

在制作米糊时需要加一定量的水。水量的多少随自身的喜好以及原料的种类而有所变化。如果想要进食比较浓稠的米糊，那就可以多加原料或者少加水；如果原料含水量比较少，就可以多加一些水。至于具体如何操作，视具体情况而定。

专家怎么说

掌握这几招，米糊更美味

◎豆类及谷物的表面都含有很坚硬的膳食纤维，因此最好用水浸泡使其软化，再进行打磨、熬煮，这样制作出来的米糊口感会更好。

◎谷物的量控制不当容易出现夹生情况。在制作前最好按照配方进行称重，这样方便制作。

◎遵循相宜相克原则。食材的混搭不是越多越好，要注意食物之间的搭配原则，否则不但起不到补益的作用，还会适得其反。注意谷物搭配宜忌以及用量多少。

◎有些食物需要炒熟后再加工。有些食物生加工味道不好，如花生、芝麻，最好先炒熟，这样味道会更香，但要注意火候。

◎吃多少做多少。米糊不宜再次加热食用，所以，我们在制作米糊时一定要按照自己的进食量制作，避免浪费。

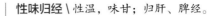

性味归经 \ 性温，味甘；归肝、脾经。

燕麦

—— 消脂护心的极品

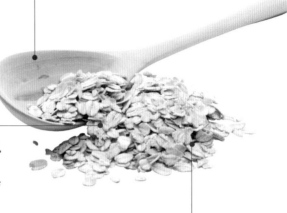

《本草纲目》\ "性味甘平，无毒，有润肠、通便作用。"
《四川中药志》\ "能补虚损，治吐血、出虚汗及妇女红崩。"

◎ **控制血糖，预防便秘** \ 经常食用燕麦有利于控制糖尿病病情；燕麦粥有通便的作用，适合大便干燥者食用。
◎ **增强体力，延年益寿** \ 燕麦中含有极其丰富的亚油酸，对脂肪肝、浮肿等也有辅助疗效，对老年人增强体力、延年益寿大有裨益。

人体必需营养素（每100克含）

脂肪6.7克　蛋白质15克　碳水化合物66.9克

矿物质

锌2.59毫克　铁7毫克　钙186毫克

人群宜忌 老年人、孕妇、产妇宜食/骨质疏松、贫血患者宜食/消化不良者忌一次食用过多。

选购储存	营养师建议	搭配宜忌
◎选购燕麦时，以浅土褐色、外观完整、散发清淡香味者为佳。 ◎燕麦用保鲜膜袋装好、扎口，在有盖容器中存放，放于阴凉、干燥处。	燕麦不可一次性食用过多，否则会影响钙、磷、铁等的吸收，导致体内矿物质失衡。	√燕麦+百合　润肺止咳 √燕麦+大枣　补血养血 √燕麦+绿豆　清热祛火

保健偏方

　　取100克羊肉洗净切块，将90克燕麦片和羊肉一起放入锅中，加入适量水，用武火烧沸后转文火炖熟。每日1次，连续服用一段时间。适用于肺结核。

燕麦绿豆米糊

材料：燕麦片100克，薏米50克，绿豆25克，白糖适量。

做法：❶ 将薏米、绿豆分别泡软，洗净。

❷ 将薏米、燕麦片、绿豆一同放入全自动豆浆机中，加入适量清水，搅打成米糊。

❸ 最后加入白糖调味即可。

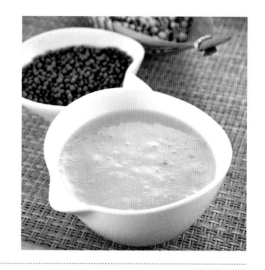

二米燕麦米糊

材料：粳米、小米、小麦仁、燕麦各20克，大枣、大豆、葡萄干各5克。

做法：❶ 将大豆浸泡至软，洗净；粳米、小米、小麦仁分别浸泡，洗净。

❷ 将全部材料放入米糊机中，加入适量清水，待米糊制作好后盛出即可。

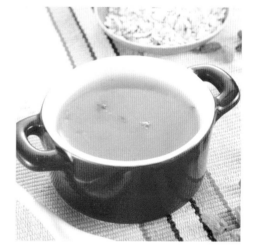

燕麦黑芝麻糊

材料：小米50克，红豆30克，燕麦片、熟黑芝麻各15克，红糖适量。

做法：❶ 将小米、红豆分别浸泡至软，淘洗干净。

❷ 将除红糖外的所有材料一同放入米糊机中，加入适量清水，制作成米糊。

❸ 加入红糖调味即可。

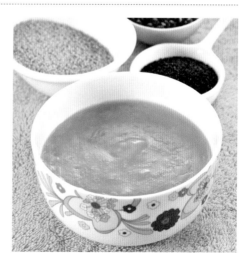

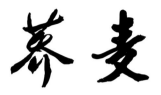

荞麦

——润肠通便的"净肠草"

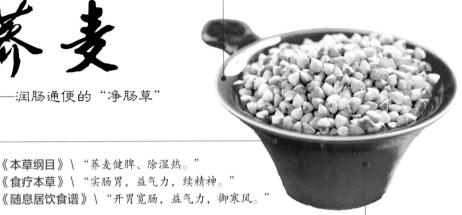

性味归经 \ 性凉，味甘；归脾、胃、大肠经。

《本草纲目》 \ "荞麦健脾、除湿热。"
《食疗本草》 \ "实肠胃，益气力，续精神。"
《随息居饮食谱》 \ "开胃宽肠，益气力，御寒风。"

◎**保护心脑血管** \ 荞麦中含有钙、磷、铁、镁等多种人体所需的矿物质，这些物质对维持造血系统的正常功能非常重要；荞麦还含有较为丰富的芦丁，芦丁是一种可降脂、降压、软化血管的物质。因此，经常食用荞麦可有效维护心脑血管健康。
◎**降低血糖** \ 荞麦中含有铬元素，铬能增强胰岛素的活性，促进脂肪和蛋白质的合成。因此，适当食用荞麦，可有效稳定血糖。

人体必需营养素（每100克含）

脂肪2.3克　蛋白质9.3克　碳水化合物73克

矿物质

锌3.62毫克　铁6.2毫克　钙47毫克

人群宜忌 糖尿病患者宜食/高血脂患者宜食/过敏体质者忌食。

选购储存	营养师建议	搭配宜忌
◎荞麦以颗粒完整、形状饱满、色泽为青褐色者为佳。 ◎荞麦宜保存在阴凉、干燥的有盖容器内。	荞麦最好与肥肉分开食用，否则会引起消化不良，无法实现营养的全面吸收。	√荞麦+瘦肉　止咳平喘 √荞麦+葱　有益健康 ✕荞麦+黄鱼　不易消化

保健偏方

　　将500克荞麦粉炒黄；60克甘草研成细末，和匀，再用适量鸡蛋清调匀；加适量温开水，做成丸剂。每日早、晚用温开水送服，每次30克。适用于脾虚带下及湿热带下较轻者。

荞麦花生米糊

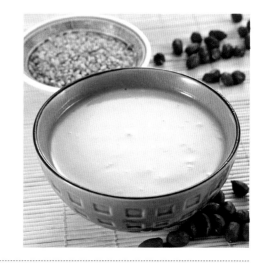

材料：荞麦50克，糙米40克，熟花生15克，白糖适量。

做法：❶ 将荞麦、糙米分别泡软，洗净。

❷ 将除白糖外的所有材料一同放入全自动豆浆机中，加入适量清水，搅打成米糊。

❸ 根据个人口味加入适量白糖调味即可。

山药荞麦米糊

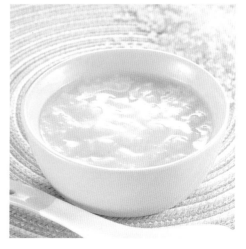

材料：粳米、荞麦各50克，山药丁30克，栗子肉20克，鲜百合15克，白糖适量。

做法：❶ 将粳米、荞麦泡软，洗净；鲜百合洗净。

❷ 将除白糖外的所有材料放入米糊机中，加入适量清水，制成米糊。

❸ 加入白糖调味即可。

荞麦甘薯米糊

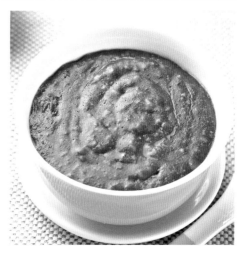

材料：荞麦、甘薯各50克，粳米80克，白糖适量。

做法：❶ 将粳米、荞麦淘洗干净，放入清水中浸泡；甘薯洗净，去皮，切块。

❷ 将做法❶中处理好的材料放入米糊机中，加入适量清水，制成米糊。

❸ 加入白糖调味即可。

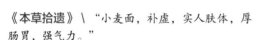

小麦

——养心除烦的良药

性味归经 \ 性凉，味甘；归心、脾、肾经。

《本草拾遗》\ "小麦面，补虚，实人肤体，厚肠胃，强气力。"

《本草纲目》\ "新麦性热，陈麦性平，可以除热，止烦渴，利小便，补养肝气。"

◎调理胃肠 \ 小麦具有很高的药用价值，一方面可以补充人体所需营养，另一方面具有调理胃肠的作用，从而可有效改善因各种因素引起的胃肠不适。

◎养心安神 \ 中医认为，小麦性凉，味甘，能养心安神，除烦。可用于失眠、烦躁不安者。

◎美容护肤 \ 小麦胚芽油具有美容护肤的作用，可促进皮肤血管的血流畅通，防止皮脂氧化，抑制因过氧化脂质过多而形成的皱纹和褐斑。

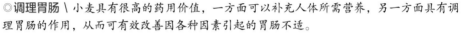

人体必需营养素（每100克含）

脂肪1.3克　蛋白质11.9克　碳水化合物75.2克

矿物质　锌2.33毫克　铁5.1毫克　钙34毫克

人群宜忌 失眠多梦、心悸、烦躁不安者宜食/脾胃虚弱、便秘患者宜食。

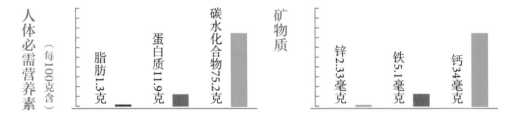

选购储存	营养师建议	搭配宜忌
◎选购小麦时以色泽深褐、麦粒饱满、无蛀虫、颗粒完整者为最佳。 ◎小麦应放置在干燥通风处保存，并最好尽快食用。	粗碎小麦是将粗麦压碎而成的。烹饪前必须浸泡，烹饪时间为30～40分钟。	√小麦+山药　预防便秘 √小麦+玉竹　滋阴润肺 √小麦+糯米　益于五脏

保健偏方

　将100克小麦放入炒锅中干炒至黑为止，研细末，用菜油调匀。取适量涂敷患处。适用于烧烫伤。

小麦糯米米糊

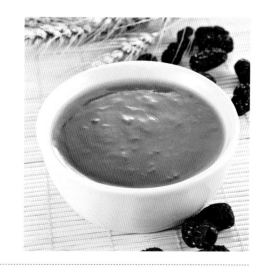

材料： 小麦50克，糯米60克，去核大枣3个，白糖适量。

做法： ❶ 将小麦、糯米分别泡软，洗净。

❷ 将小麦、糯米和去核大枣一同放入米糊机中，加入适量清水，搅打成米糊即可。

❸ 加白糖调味即可。

小麦山楂米糊

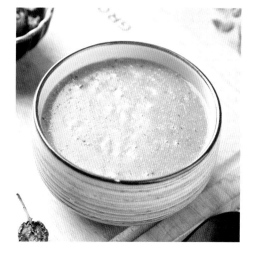

材料： 小麦50克，山楂20克，糯米30克，白糖适量。

做法： ❶ 将小麦、糯米、山楂分别用清水泡软，洗净，备用。

❷ 将小麦、糯米和山楂一同放入米糊机中，加入适量清水，搅打成米糊即可。

❸ 加白糖调味即可。

小麦燕麦米糊

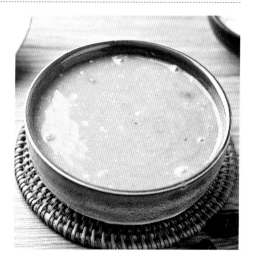

材料： 小麦50克，粳米、燕麦各30克，大枣、白糖各适量。

做法： ❶ 将小麦、粳米分别泡软，洗净；大枣去核，洗净。

❷ 将做法❶的小麦、粳米、大枣和燕麦一同放入米糊机中，加入适量清水，搅打成米糊即可。

❸ 加白糖调味即可。

糯米

——健脾养胃又防病

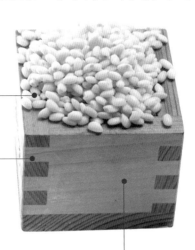

性味归经 \ 性温，味甘；归脾、胃、肺经。

《本草纲目》 \ "暖脾胃，止虚寒泻痢，缩小便，收自汗，发痘疮。"
《备急千金要方》 \ "脾病宜食，益气止泻。"

◎**养胃气、御寒** \ 中医认为，糯米能够补养人体正气，起到御寒、滋补的作用。古代医书中也有"糯米粥为温养胃气妙品"的记载。常吃糯米，对脾胃虚寒、食欲不佳、腹胀腹泻等症也有一定的缓解作用。

◎**补虚** \ 糯米性温，且富含多种营养成分，具有补虚、缓解神经衰弱等作用。

人体必需营养素（每100克含）

脂肪1克　蛋白质7.3克　碳水化合物78.3克

矿物质

锌1.54毫克　铁1.4毫克　钙26毫克

人群宜忌 冬季怕冷、神经衰弱者宜食/胃气虚、常腹泻者宜食/老年人、儿童要少食。

选购储存

◎挑选时以米粒饱满、有光泽、没有杂质和虫蛀现象者为佳。
◎糯米应装于有盖的密封容器中，然后置于通风、阴凉、干燥处储存。

营养师建议

为了保证食物的口感和营养成分的充分吸收，烹调前应先将糯米放入冷水中浸泡一段时间，然后进行烹调。

搭配宜忌

√糯米+大枣　补中益气
√糯米+山药　缓解疲劳
√糯米+蜂蜜　补中益气

保健偏方

取30克百合，剥皮、去须、切碎，与50克糯米同入砂锅内，煮至米烂汤稠，加适量冰糖即成。佐餐食用，温热食。适用于肺结核。

山药糯米米糊

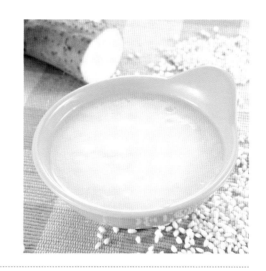

材料： 糯米100克，山药80克，白糖适量。

做法： ❶ 将糯米浸泡至软，淘洗干净，控水备用；山药洗净，去皮，切块。

❷ 将糯米和山药块一同放入米糊机中，加入适量清水，搅打成米糊，加入白糖调味即可。

黑豆糯米米糊

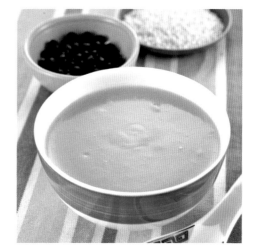

材料： 粳米、糯米各50克，黑豆30克，红糖适量。

做法： ❶ 将粳米、糯米和黑豆分别浸泡至软，淘洗干净，备用。

❷ 将除红糖外的所有材料一同放入米糊机中，加入适量清水，制成米糊。

❸ 加入红糖调味即可。

大枣糯米米糊

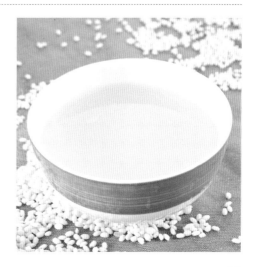

材料： 糯米、栗子各40克，去核大枣5颗，冰糖适量。

做法： ❶ 将糯米浸泡至软，淘洗干净；栗子去壳，去皮，取肉切丁。

❷ 将糯米、栗子丁和去核大枣一同放入米糊机中，加入清水，制成米糊。

❸ 加入冰糖调味即可。

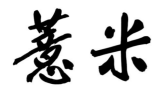

薏米

——生命健康之禾

性味归经 \ 性凉，味甘、淡；归脾、肺、胃经。

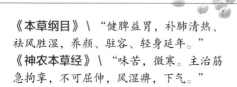

《本草纲目》\ "健脾益胃，补肺清热、祛风胜湿，养颜、驻容、轻身延年。"

《神农本草经》\ "味苦，微寒。主治筋急拘挛，不可屈伸，风湿痹，下气。"

◎**润肤美容** \ 薏米是一种美容食品，常食可以保持人体皮肤光滑细腻，能使粉刺、雀斑、老年斑、妊娠斑、蝴蝶斑消退，对脱屑、皲裂、皮肤粗糙等问题也有良好的改善作用。

◎**增强免疫功能** \ 红薏米是没有去除麸皮的薏米，虽然口感略逊于精制、去麸皮的白薏米，但是营养价值却更高，可增强人体免疫功能，对易过敏的人群也有帮助。

人体必需营养素（每100克含）

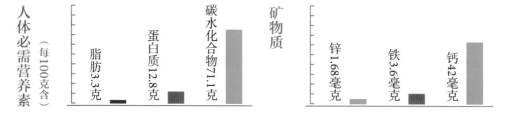

脂肪3.3克　蛋白质12.8克　碳水化合物71.1克　矿物质　锌1.68毫克　铁3.6毫克　钙42毫克

人群宜忌 肥胖、便秘、贫血者宜食/体质虚寒者慎食/糖尿病并发肾病者忌食。

选购储存

◎选购薏米时，以粒大、色白、完整、饱满者为佳。

◎薏米受潮后容易发霉和生虫，所以置置于干燥、通风处保存。

营养师建议

薏米与煮沸的鲜奶搅拌均匀后食用，对保持皮肤光滑及消除雀斑、粉刺、妊娠斑、老年斑等有帮助。

搭配宜忌

√薏米+猪瘦肉　健脾祛湿

√薏米+胡萝卜　美容护肤

√薏米+银耳　滋补生津

保健偏方

取20克薏苡仁，柴胡、枳实、郁金、延胡索、佛手各12克，木香、砂仁各6克以水煎煮，取药汁；再与20克薏米同煮至熟。每日1次。可促消化液分泌和排气消胀。

西红柿薏米糊

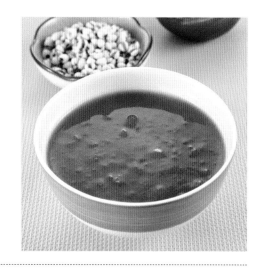

材料：薏米50克，粳米40克，西红柿块100克，白糖适量。

做法：❶ 将薏米、粳米浸泡至软，洗净。

❷ 将薏米、粳米、西红柿块一同放入米糊机中，加入适量清水，搅打成米糊。

❸ 加入白糖调味即可。

百合薏米糊

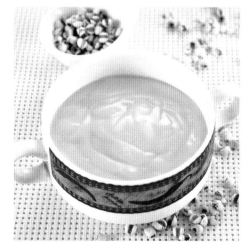

材料：粳米、薏米各50克，鲜百合20克，白糖适量。

做法：❶ 将粳米、薏米浸泡至软，淘洗干净；鲜百合洗净，撕小片。

❷ 将粳米、薏米、鲜百合片一同放入米糊机中，加入适量清水，制成米糊。

❸ 加入白糖调味即可。

薏米花生米糊

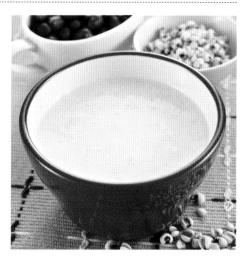

材料：粳米、薏米各50克，熟花生15克，白糖适量。

做法：❶ 将粳米、薏米分别浸泡至软，洗净，控水。

❷ 将粳米、薏米和熟花生一同放入米糊机中，加入适量清水，制成米糊。

❸ 加入白糖调味即可。

玉米

——健脾利湿的"珍珠米"

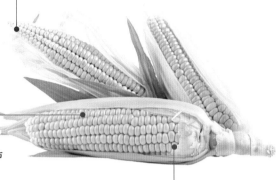

性味归经 \ 性平，味甘；归胃、大肠经。

《医林纂要》\ "益肺宁心。"
《本草纲目》\ "玉米调中开胃，益肺宁心，亦有利尿之功。"
《本草推新》\ "玉米为健胃剂。煎服亦有利尿之功。"

◎**降低胆固醇** \ 玉米中亚油酸的含量高达60％以上，它和玉米胚芽中的维生素E起协同作用，可降低血液中的胆固醇浓度并防止其沉积于血管壁。
◎**预防便秘等胃肠道疾病** \ 玉米中的维生素B6、烟酸等成分具有刺激胃肠蠕动、加速粪便排泄的作用，可预防便秘、肠炎、肠癌等，有助于缓解肠癌患者症状。

人体必需营养素（每100克含）

脂肪3.8克　蛋白质8.7克　碳水化合物73克

矿物质

锌1.7毫克　铁2.4毫克　钙14毫克

人群宜忌 高血压、高血脂、糖尿病患者宜食/皮肤病患者忌食。

选购储存

◎挑选玉米时，宜选择修长、颗粒饱满、色泽金黄者为佳。
◎保存新鲜玉米时除去玉米皮和玉米须，洗净沥干水，装入保鲜膜后再放入冰箱中冷藏。

营养师建议

将玉米做菜吃，可提高抗氧化剂的活性，还会释放一种酚类化合物，这种物质可改善癌症等顽疾。

搭配宜忌

√玉米+牛奶　开胃健脑
√玉米+燕麦　丰乳塑形
√玉米+木瓜　降糖强心

保健偏方

取10克银耳泡发后撕成小条，将100克新鲜玉米摘粒洗净，放入锅中加少量水煎煮，倒入适量鲜牛奶煮开即成。随意食用。可美容润肤、缓解精神抑郁。

燕麦玉米米糊

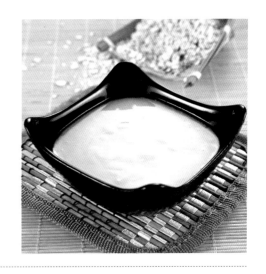

材料: 玉米、燕麦片各100克,红糖适量。

做法: ❶ 将玉米搓成粒淘洗干净,备用。
❷ 将玉米粒和燕麦片一同放入米糊机中,加适量清水,搅打成米糊。
❸ 最后加入适量红糖调味。

玉米甘薯米糊

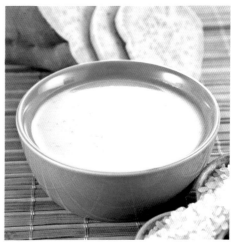

材料: 粳米、大豆各40克,玉米粒20克,甘薯60克。

做法: ❶ 将粳米、大豆浸泡至软,淘洗干净;玉米粒洗净;甘薯洗净,去皮,切丁。
❷ 将所有材料一同放入米糊机中,加入适量清水,制成米糊即可。

玉米香蕉米糊

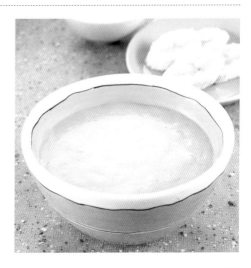

材料: 粳米、玉米粒各50克,鸡蛋1个,香蕉2/3根,白糖适量。

做法: ❶ 将粳米、玉米粒分别浸泡后洗净;鸡蛋煮熟,取蛋黄;香蕉切丁。
❷ 将做法❶中的材料一同放入米糊机中制成米糊。
❸ 最后加白糖即可。

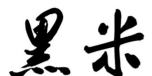

黑米

——药食兼用的"长寿米"

性味归经 \ 性平，味甘；归脾、胃、肾经。

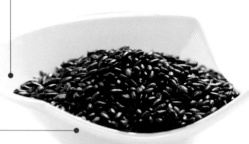

《**本草纲目**》\ "滋阴补肾，健身暖胃，明目活血。"

《**本草纲目**》\ "主治走马喉痹，调中气，主骨节风，瘫痪不遂，常年白发。"

◎**开胃益中** \ 黑米有健脾养胃、益气活血之功效。经常食用黑米，可防治食欲不振、脾胃虚弱、贫血等症。

◎**补肾强腰** \ 中医认为，黑米有保肝明目、滋阴补肾的作用，可改善头晕目眩、贫血、白发、眼疾、腰腿酸软等症。

◎**润肠通便** \ 黑米中的膳食纤维含量十分丰富，具有促进肠道蠕动、改善大便燥结的作用。

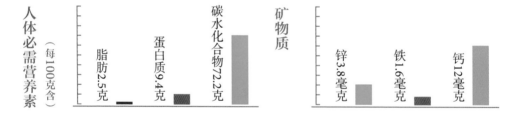

人体必需营养素（每100克含）

脂肪2.5克　蛋白质9.4克　碳水化合物72.2克

矿物质

锌3.8毫克　铁1.6毫克　钙12毫克

人群宜忌 贫血者、孕产妇宜食/老年人，腰腿酸软、头晕目眩者宜食/火盛热燥者忌食。

选购储存

◎选购黑米时以米粒有光泽、大小均匀、无虫、不含杂质、带有清香味者为佳。

◎储存时要放在干燥、通风、阴凉的地方，防止生虫霉变。

营养师建议

黑米必须熬煮熟烂后食用。如果不煮烂食用很难被消化，容易引起消化不良。

搭配宜忌

√黑米+粳米　开胃益中

√黑米+黑豆　健脾养肝

保健偏方

取100克黑米淘洗净，20克松子仁、30克花生仁用清水淘洗干净，与黑米同煮成粥。每日当早餐或加餐用。5天为1个疗程。可活血生发，适用于血虚者。

大豆黑米糊

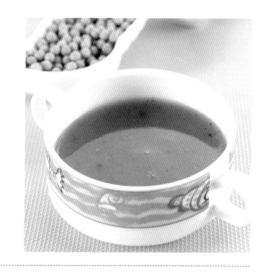

材料： 大豆50克，糙米、黑米各30克，白糖适量。

做法： ❶ 将大豆、糙米、黑米浸泡至软，淘洗干净。

❷ 将做法❶的材料放入米糊机中，加适量清水，制成米糊，加入白糖即可。

二米核桃米糊

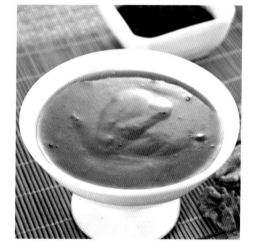

材料： 粳米、黑米各50克，核桃3个，红糖适量。

做法： ❶ 将粳米、黑米分别浸泡至软，淘洗干净；核桃去壳，取仁，捣碎。

❷ 将粳米、黑米和核桃仁碎一同放入米糊机中，加入清水，制成米糊。

❸ 加入红糖调味即可。

百合黑米米糊

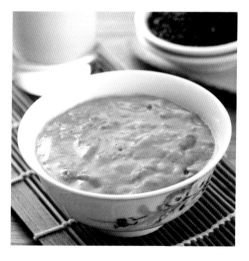

材料： 粳米、黑米各40克，鲜百合15克，牛奶100毫升，冰糖适量。

做法： ❶ 将粳米、黑米泡软，洗净；鲜百合撕小片。

❷ 将泡好的粳米、黑米和牛奶、鲜百合片一同放入米糊机中，制成米糊。

❸ 加入冰糖搅至溶化即可。

花生

——健脑益智的"长生果"

性味归经 \ 性平，味甘；归肺、脾经。

《本草拾遗》\ "多食治反胃。"
《药性考》\ "生研用下痰。炒熟用开胃醒脾，滑肠，干咳者宜餐。滋燥润火。"
《本草纲目》\ "花生悦脾和胃，润肺化痰，滋养补气，清咽止痒。"

◎健脑，增强记忆力 \ 花生内含丰富的脂肪和蛋白质，并含有维生素A、维生素B₂、烟酸等多种维生素，矿物质含量也很丰富。花生有促进脑细胞发育，增强记忆的作用。
◎辅助治疗各种出血症 \ 花生的红衣含有抗纤维蛋白溶解酶，可用于各种外伤出血、肝病出血、血友病等的辅助治疗。

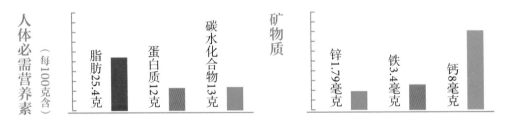

人体必需营养素（每100克含）

- 脂肪25.4克
- 蛋白质12克
- 碳水化合物13克

矿物质
- 锌1.79毫克
- 铁3.4毫克
- 钙8毫克

人群宜忌 久病体虚、老年人、孕妇和产妇宜食/血黏度高或有血栓的患者忌食。

选购储存

◎优质花生仁应颗粒饱满、形态完整、大小均匀。
◎花生应置于低温、干燥处妥善保存，并经常检查。如有变质，应及时处理。

营养师建议

花生营养丰富，如果用油煎、炸，会破坏其营养成分，用水煮则保留了其营养成分。

搭配宜忌

√花生+猪蹄　养血催乳
√花生+啤酒　健脑益智
✕花生+蕨菜　导致腹泻

保健偏方

将100克花生洗净，放入适量陈醋中浸泡1周，将200克香芹洗净，切段，用开水氽烫，取出，过凉，与浸泡过的花生搅拌即可。佐餐食用。适用于高血压。

花生糙米米糊

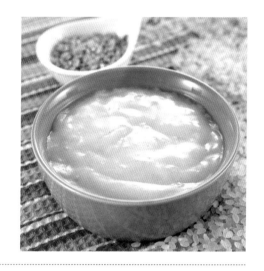

材料：粳米、糙米各50克，熟花生、熟黑芝麻各15克，白糖适量。

做法：❶ 将粳米、糙米分别泡软，洗净。
❷ 将除白糖外的所有材料一同放入米糊机中，加入清水，制成米糊即可。
❸ 加入白糖调味即可。

燕麦花生米糊

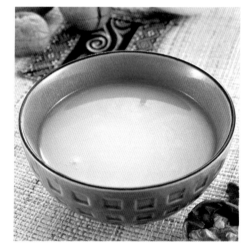

材料：粳米、燕麦片各50克，熟花生20克，核桃仁3颗，白糖适量。

做法：❶ 将粳米浸泡至软，洗净；核桃仁捣碎。
❷ 将粳米、燕麦片、熟花生和核桃仁碎一同放入米糊机中，制成米糊。
❸ 加入白糖调味即可。

花生蜜米糊

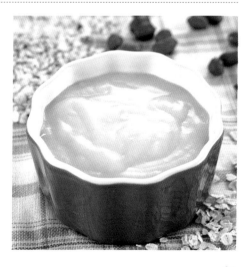

材料：粳米100克，燕麦片、熟花生、蜂蜜各适量。

做法：❶ 将粳米浸泡至软，淘洗干净。
❷ 将粳米、燕麦片、熟花生一同放入米糊机中，加入清水，制成米糊。
❸ 加入蜂蜜调味即可。

自制健康营养蔬果汁

第一步 挑选蔬果

想要榨出新鲜蔬果汁，首先就要学会挑选果蔬，总的原则如下：

◎不管是蔬菜还是水果，最基本的是保证外表没有碰撞及受损，以防腐坏。另外，蔬果要选择蒂头、果柄新鲜的。

◎用手掂量感觉蔬果的分量，越重往往表示水分越多、越新鲜。除此之外，西瓜或苹果等蔬果，可用手指弹表皮，声音清脆则多半表示水分多，比较新鲜。

◎有些水果会有香味，特别是瓜类，故挑选时可用鼻子闻一闻，香气越浓，表示越成熟、越新鲜。

蔬果分类挑选窍门速查

蔬果种类	具体蔬果	挑选窍门
根茎类蔬菜	胡萝卜、白萝卜、土豆等	◎选择表皮没有凹凸、损伤及长芽者。 ◎选择拿起来有分量感者。
普通叶菜类蔬菜	小白菜、菠菜等	◎叶片完整、翠绿带有光泽者为佳。 ◎挑选茎部肥厚且能用手折断者。
结球叶菜类蔬菜	圆白菜、大白菜等	◎切口没有干裂、变色的现象，则表明比较新鲜。 ◎挑选叶色翠绿，结球紧密且有沉重感者。
果菜类蔬菜	苦瓜、黄瓜等	◎拿起来有沉重感，表示水分含量高。 ◎蒂切口干黑，则表示不新鲜，切勿选购。
柑橘类水果	橙子、柠檬、西柚等	◎以表皮光滑者为佳。 ◎拿在手里有分量感为宜。
瓜果类水果	哈密瓜、西瓜、香瓜等	◎要挑选果柄或蒂头看起来新鲜者。 ◎观察表皮纹路，如西瓜宜选择纹路鲜明者为佳。

第二步 清洗蔬果

蔬果清洗干净后才能确保安全健康地饮用蔬果汁。清洗蔬果的总体原则如下：

◎先用流动的水冲洗表面，浸泡10～15分钟后，再逐一仔细清洗干净。

◎结球叶菜类，应先去除外叶，再剥成单片，冲洗，以便于彻底洗净。

◎对于有根蒂的叶菜类，农药会顺着叶柄流向根部，所以要先切除根蒂，再用水洗净。

◎有果蒂的蔬果容易在果蒂处沉积农药，应用水反复冲洗几遍果蒂处。

◎表皮不平整的水果，如杨桃、草莓等，很容易残留污垢或农药，可以先冲洗再浸泡，并使用辅助工具清洗。

◎不要把蔬果泡在盐水里或是用蔬果清洁剂清洗，那样会将表面的农药带进蔬果内部。

第三步 处理蔬果

蔬果的处理方法也有一定的小窍门，榨果汁要保证材料可用、好用，如苹果、梨、猕猴桃、芒果等去皮类水果要用削皮器去除果皮，有果核的要去除果核；橙子、柚子、西柚等柑橘类水果要以横剖面切开，再切成大小合适的形状；木瓜、西瓜、香瓜、哈密瓜等瓜果类水果要先用水果刀切除头尾、果皮，并切成大小合适的形状；黄瓜、苦瓜等果菜类蔬菜要用水果刀切除头尾两端，直剖后再对切，用水果刀从上往下切除籽，再切成大小合适的形状；菠菜、芹菜、油菜等叶菜类蔬菜要切成长度均等的长条状；白萝卜、胡萝卜、牛蒡等根茎类蔬菜要先削去表皮，再切成大小合适的块状或长条状。

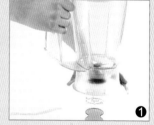

第四步 蔬果榨汁与搅拌

1.将清洗过的榨汁机按说明书的部件图进行组装，确保各部件装配到位。（图①）

2.各种蔬果削皮（去壳）、去核，切成小圆块或三角小块。（图②）

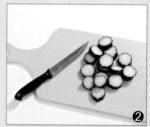

3.接通电源，启动开关，让榨汁机空转5秒钟左右，再把切好的蔬果放入榨汁机进料口里，用推料棒轻轻下压，即可榨出原味的鲜蔬果汁。（图③）

4.将榨出的蔬果汁倒入杯子里即可。（图④）

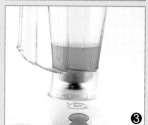

第五步 蔬果调味

榨出蔬果汁后，若想让口感更佳，可以运用以下几个小技巧来调味，让你从此爱上蔬果汁。

◎加点蜂蜜，甜味自然。

◎加点椰汁，口感爽滑。

◎加点牛奶，营养加倍。

◎加点酸奶，微酸爽口。

◎加点豆浆，增加营养和风味。

◎加点冰块，减沫、防氧化。

◎加点柠檬汁，提味增鲜。

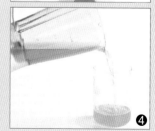

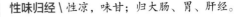

性味归经 \ 性凉，味甘；归大肠、胃、肝经。

菠菜

—— "红嘴绿粉" 好营养

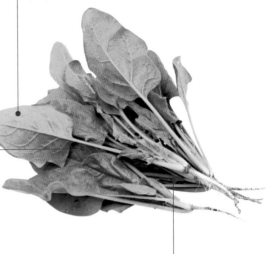

《本草纲目》\ "通血脉，开胸膈，下气调中，止渴润燥。根尤良。"
《陆川本草》\ "入血分。生血、活血、止血、去瘀。治衄血、肠出血、坏血症。"

◎ **保护视力，促进生长发育** \ 菠菜中所含的胡萝卜素在人体内能转变成维生素A，能维护正常视力和上皮细胞的健康，可提高预防传染病的能力，促进儿童生长发育。
◎ **抗衰老，预防阿尔茨海默病** \ 菠菜中所含有的核酸可起到延缓皱纹产生和皮肤松弛的作用，并能防止衰老且有助于防止大脑的老化，对阿尔茨海默病的发生有一定预防作用。

人体必需营养素（每100克含）

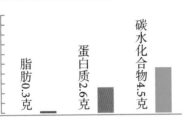

脂肪0.3克　蛋白质2.6克　碳水化合物4.5克

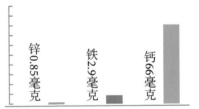

矿物质
锌0.85毫克　铁2.9毫克　钙66毫克

人群宜忌 长期接触电磁辐射者宜食/高血压、糖尿病患者宜食/胃肠虚寒、腹泻者忌食。

选购储存	营养师建议	搭配宜忌
◎菠菜以叶柄短、根小色红、叶色深绿者为佳。 ◎为防止菠菜干燥，宜用保鲜膜包好放在冰箱中储存，以保证其新鲜。	吃菠菜前宜先氽烫。因为菠菜中含有草酸，会影响人体对钙、铁等元素的吸收。	√菠菜+大米　养血润燥 √菠菜+胡萝卜　疏通血管 √菠菜+花生　美白嫩肤

保健偏方

取250克鲜菠菜根洗净切碎，与10克鸡内金加水煎煮半小时，再加入适量淘净的粳米，煮烂成粥。顿服，每日1次。可止渴润肠。

菠菜橙汁

材料： 橙子半个，菠菜1小把，胡萝卜半根，苹果1/4个。

做法： ❶ 菠菜用开水汆烫后切碎；将橙子、苹果去皮后切碎；胡萝卜洗净后切碎。

❷ 将做法❶的材料放入榨汁机中，加入半杯温开水榨汁即可。

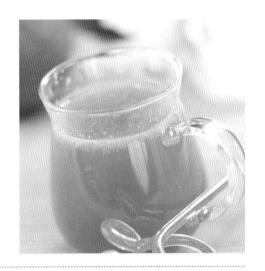

菠菜橘子汁

材料： 酸奶80毫升，菠菜4棵，橘子2个，蜂蜜适量。

做法： ❶ 将菠菜用开水汆烫后切碎；橘子去皮、去籽后对切。

❷ 将碎菠菜和对切的橘子一起放入榨汁机中搅打成汁。

❸ 倒入杯中，加入酸奶和蜂蜜调匀即可。

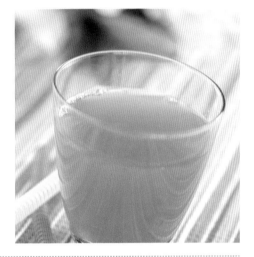

补血菠菜橙汁

材料： 橙子50克，菠菜10克，葡萄5颗，鲜牛奶200毫升，蜂蜜1小匙。

做法： ❶ 菠菜用开水汆烫后洗净，切段；橙子去皮，切块；葡萄洗净。

❷ 将葡萄放入榨汁机中，并加入菠菜段、橙子块、凉开水、鲜牛奶及蜂蜜搅打成汁即可。

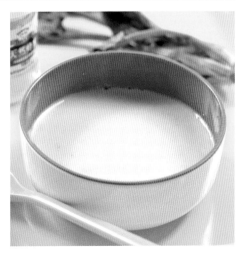

芹菜

——降压降脂的"厨房药物"

性味归经 \ 性凉，味甘、辛；归肝、膀胱、肝经。

《本草纲目》\ "旱芹，其性滑利。"
《生草药性备要》\ "补血，祛风，去湿。"
《本草推陈》\ "治肝阳头痛，面红目赤，头重脚轻，步行飘摇等症。"

◎**降血压** \ 芹菜含酸性的降压成分，可使血管扩张，能对抗尼古丁、山梗茶碱引起的升压反应，从而降低血压。
◎**安神，消除烦躁** \ 从芹菜籽中分离出的一种碱性成分，有利于安定情绪，消除烦躁。
◎**利尿消肿** \ 芹菜含有利尿成分，可消除体内水钠潴留，利尿消肿。

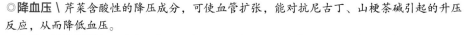

人体必需营养素（每100克含）

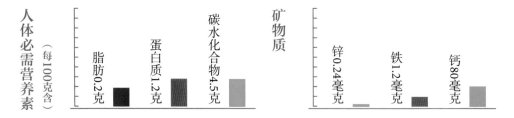

脂肪0.2克　蛋白质1.2克　碳水化合物4.5克

矿物质

锌0.24毫克　铁1.2毫克　钙80毫克

人群宜忌 头晕、失眠者宜食/脾胃虚寒、大便溏薄者忌食/血压偏低者忌食。

选购储存

◎宜选择干净、肉厚、质密的芹菜，且菜心结构要完好，分枝应脆嫩易折。
◎芹菜宜用保鲜膜或是纸巾包好，再放入冰箱保存。

营养师建议

芹菜不宜先切后洗，烹饪时间不宜过长，以免维生素C流失，失去脆嫩口感。

搭配宜忌

√芹菜+西红柿　健胃消食
√芹菜+牛肉　滋补健身
√芹菜+羊肉　强身壮体

保健偏方

取250克芹菜（连根）洗净，切段；100克大枣洗净。将芹菜段、大枣一起放锅内加适量水共煮汤，喝汤。每日2次。适用于急性肝炎引起的黄疸。

菠萝芹菜汁

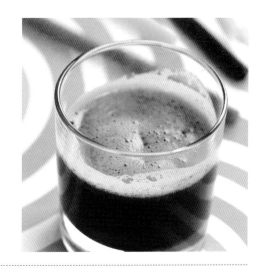

材料： 菠萝半个，芹菜1根，西红柿1个，紫甘蓝少许，蜂蜜1大匙。

做法： ❶ 将所有材料洗净，切成小块后放入榨汁机中榨汁。

❷ 倒入杯中，加入蜂蜜及适量凉开水。

❸ 再加入适量凉开水打匀即可。

橘蒡梨芹菜汁

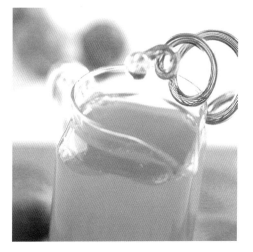

材料： 金橘、芹菜段各50克，牛蒡70克，梨150克。

做法： ❶ 金橘洗净；牛蒡用刀刮去外皮，切块，浸泡于盐水中。

❷ 梨去皮、核，切成块状，备用。

❸ 将所有材料一起放入榨汁机中搅打成汁，滤渣取汁，倒入杯中即可。

绿芦笋芹菜汁

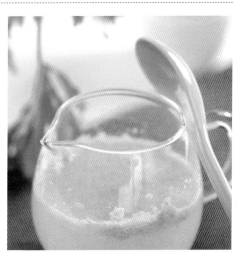

材料： 新鲜芦笋5根，芹菜50克，酸奶50毫升。

做法： ❶ 芦笋洗净，切小段；芹菜洗净，切小段，备用。

❷ 将所有材料放入榨汁机中搅打成汁，倒入杯中即可。

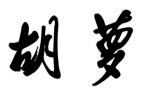

胡萝卜

—— 益肝明目又美容

性味归经 \ 性平，味甘；归肺、脾、肝经。

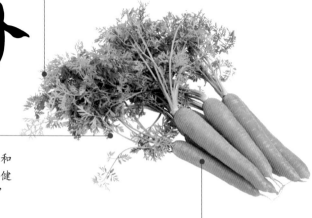

《本草纲目》\ "主下气补中，和胸膈肠胃，安五脏令人健。有健脾、化滞、解毒、透疹的功效。"

◎ **通便防癌** \ 胡萝卜含有丰富的膳食纤维，吸水性强，在肠道中体积容易膨胀，是肠道中的"充盈物质"，可加强肠道的蠕动，通便防癌。

◎ **降血压，降血糖，降血脂** \ 胡萝卜还含有降糖物质，是糖尿病患者宜食的良好食品。其所含的某些成分，如槲皮素、山标酚能增加冠状动脉血流量，降低血脂，促进肾上腺素的合成，有降血压、强心的作用，是高血压、冠心病患者的食疗佳品。

人体必需营养素（每100克含）

	脂肪0.2克	蛋白质1.4克	碳水化合物10.2克
矿物质	锌0.14毫克	铁0.5毫克	钙32毫克

人群宜忌 眼睛近视、夜盲症、眼睛干燥者宜食／低血压患者、孕妇忌食。

选购储存

◎选购时，宜选形状坚实、呈现浓橙色、表面光滑的胡萝卜。

◎保存胡萝卜时应先把残留的绿茎、萝卜叶除净，然后用纸巾包裹起来，再放进冰箱冷藏保存，大约可保存1个月。

营养师建议

　　胡萝卜中含有丰富的胡萝卜素，其只有溶解在油脂中，才能在人体肝脏中转变成维生素A，为人体所吸收。

搭配宜忌

√胡萝卜+牛肉　滋养脾胃

√胡萝卜+猪肝　养肝明目

✕胡萝卜+白酒　损害肝脏

保健偏方

　　将50克胡萝卜洗净切碎，煎汤热饮。每日2次。可发表解毒，适用于感冒。

甜瓜胡萝卜橙汁

材料：橙子1个，胡萝卜1根，甜瓜半个。

做法：❶ 将所有蔬果洗净，橙子去籽。

❷ 再将橙子、胡萝卜、甜瓜分别切成2厘米见方的小块。

❸ 最后将三者一起放入榨汁机中，加半杯凉开水榨汁。

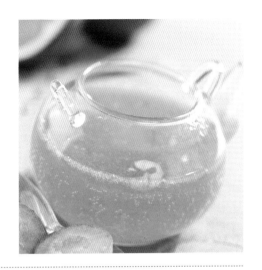

胡萝卜黄瓜汁

材料：胡萝卜、黄瓜各1根，核桃20克。

做法：❶ 胡萝卜洗净，去皮，切块；黄瓜洗净，去蒂、去皮，切块。

❷ 将胡萝卜块与黄瓜块一起放入榨汁机中榨成汁，备用。

❸ 核桃放入清水中浸泡6小时，取出，切碎，放入榨汁机中搅拌成奶油状，倒入杯中，再加入胡萝卜、黄瓜汁拌匀即可。

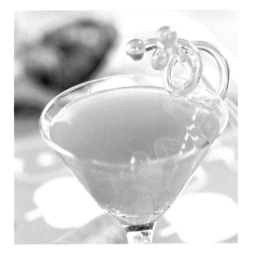

香梨苹果萝卜汁

材料：梨2个，胡萝卜半根，苹果1个。

做法：❶ 将苹果洗净，去皮及核，切成2厘米见方的小块；梨去皮及核后切成块。

❷ 胡萝卜洗净后切成同等大小，与苹果块一起放入榨汁机中榨汁。

❸ 过滤取汁，加梨块充分搅匀即可。

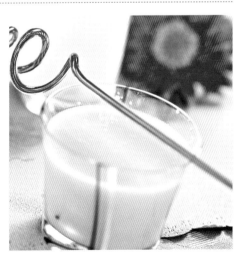

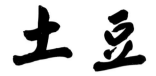

土豆

——人体必备的"第二面包"

性味归经 \ 性平，味甘；归胃、大肠经。

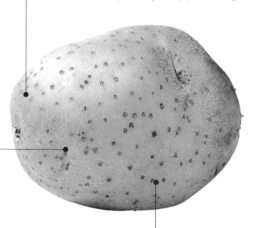

《湖南药物志》\ "补中益气，健脾胃，消炎"。
《中华本草》\ "和胃健中，解毒消肿。主治胃痛、痄腮、痈肿、湿疹、烫伤"。

◎**和中养胃，健脾利湿** \ 土豆能补脾益气，缓急止痛，和中养胃。可用于脾胃虚弱、消化不良、脘腹作痛、小便不利等症。
◎**补充营养，利水消肿** \ 土豆含有丰富的维生素及钙、钾等矿物质，肾炎水肿患者宜食。
◎**减肥** \ 土豆含有大量膳食纤维，并且脂肪含量极低，食用后具有极强的饱腹感，是女性保持身材的必选食材。

人体必需营养素（每100克含）

脂肪0.2克
蛋白质2克
碳水化合物17.2克

矿物质
锌0.37毫克
铁0.8毫克
钙8毫克

人群宜忌 消化不良、胃病患者宜食/便秘、肠道疾病患者宜食/脾胃虚寒者宜食。

选购储存	营养师建议	搭配宜忌
◎土豆以形状丰满、表面无伤痕或皱纹者为佳。 ◎土豆常温保存即可，也可将土豆与苹果摆放在一起来抑制土豆发芽。	切好的土豆片、土豆丝可放入水中，以便去掉多余的淀粉，但不要泡得太久，以免水溶性维生素流失。	√土豆+豆角 调理肠胃 √土豆+南瓜 健脾补气 √土豆+西瓜 预防便秘

保健偏方

取2000克土豆，切碎捣烂，装入布袋，入清水内反复揉搓出一种白色粉质，把液体倒入铁锅煎熬成一种黑色膜状物，取出研末。每次饭前服1～2克。适用于胃溃疡。

胡萝卜土豆汁

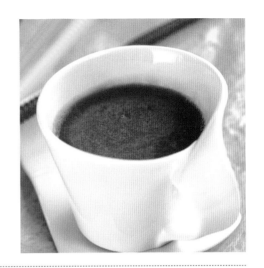

材料：土豆1个，西瓜1/4个，胡萝卜1/3根，西红柿、熟蛋黄各半个，蜂蜜1大匙。

做法：❶ 将胡萝卜、西红柿、土豆洗净，切块；西瓜取瓤洗净，备用。

❷ 将做法❶中的材料放入榨汁机中，倒入熟蛋黄与蜂蜜，加水搅打后即可食用。

土豆蔬菜浓汁

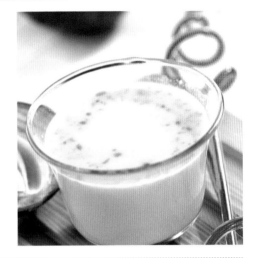

材料：西蓝花100克，土豆1/4个，洋葱1/8个，牛奶1杯，盐、胡椒各少许。

做法：❶ 土豆、洋葱分别洗净，去皮，切成薄片。

❷ 将做法❶中的材料与西蓝花一起放入锅中，加适量水煮10分钟。

❸ 将所有材料连同做法❷中的汤汁一起倒入榨汁机中搅打成汁即可。

土豆玉米奶汁

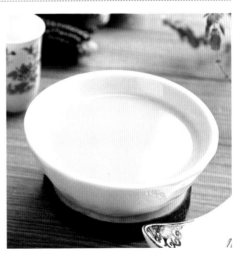

材料：土豆1个，玉米粒50克，牛奶200毫升，盐适量。

做法：❶ 将土豆洗净后去皮，切碎；玉米粒洗净。

❷ 将做法❶中的材料连同牛奶一起放入榨汁机中搅打成汁。

❸ 取出，放入碗中，加入盐调味即可。

西红柿

——养血补血的"爱情之果"

性味归经 \ 性凉，味甘、酸；归胃、肝经。

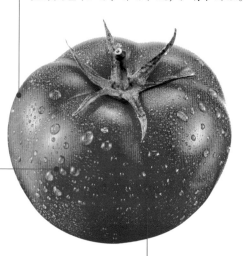

《陆川本草》\ "生津止渴，健胃消食，治口渴、食欲不振。"

◎**降脂降压，利尿排钠** \ 西红柿含有钾及碱性无机盐，能促进血液中钠盐的排出，有降压、利尿、消肿的作用。

◎**帮助消化，润肠通便** \ 西红柿富含苹果酸、柠檬酸等有机酸，能促进胃液分泌，增加胃酸浓度，有助消化、润肠通便的作用。

人体必需营养素（每100克含）

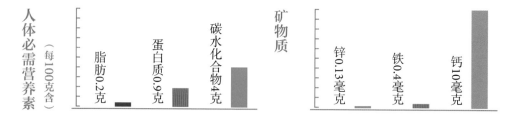

| 脂肪0.2克 | 蛋白质0.9克 | 碳水化合物4克 | 矿物质 | 锌0.13毫克 | 铁0.4毫克 | 钙10毫克 |

人群宜忌 高血压、肾脏病、心脏病及肝炎患者宜食/肠胃虚寒者忌食/经期女性忌食。

选购储存

◎选购时以果实饱满圆润、硬实有弹性，表皮无伤疤者为佳。
◎西红柿易被碰坏，应装进塑料袋中放入冰箱内保存。

营养师建议

烹制西红柿时宜稍加醋，以便于破坏西红柿中的有害物质番茄碱。

搭配宜忌

√西红柿+菜花 净化血液
√西红柿+酸奶 凉血平肝
✗西红柿+虾 导致中毒

保健偏方

取西瓜瓤去掉籽，用纱布挤出汁液，再将西红柿先用沸水汆烫，剥皮，也用纱布挤出汁液，将两汁混合。代茶饮用。适用于夏季感冒。

西红柿火龙果汁

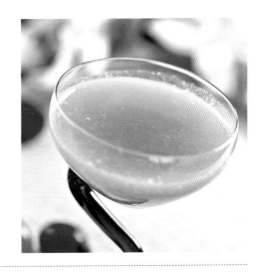

材料： 西红柿、火龙果各1个。

做法： ❶ 西红柿去蒂洗净，切块；火龙果剥去外皮，切块。

❷ 全部材料放入榨汁机内，加150毫升凉开水，搅打成汁即可。

西红柿柠檬蜜汁

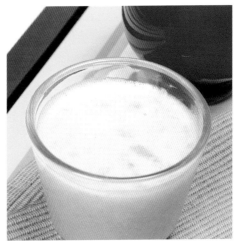

材料： 小西红柿10个，芹菜半根，柠檬1/4个，蜂蜜1小匙。

做法： ❶ 柠檬洗净，榨出汁。

❷ 小西红柿洗净，去蒂，切成块状；芹菜洗净，切段，备用。

❸ 西红柿块、芹菜段放进榨汁机内，加入250毫升凉开水，一起搅打均匀后再加入柠檬汁、蜂蜜调味即可。

芹菜西红柿汁

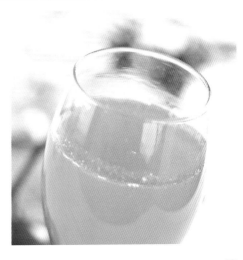

材料： 芹菜50克，西红柿、柠檬汁各适量。

做法： ❶ 芹菜连叶洗净，切小段；西红柿洗净，切成小块，备用。

❷ 将全部材料放入榨汁机中搅打均匀，滤除果菜渣，倒入杯中。

❸ 杯中加入柠檬汁调匀即可。

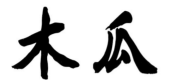

木瓜

——营养丰富的水果佳品

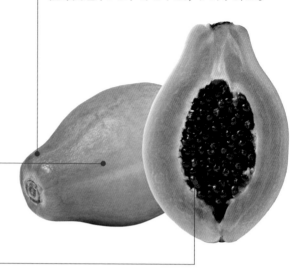

《**本草纲目**》\ "霍乱烦躁气急，每嚼七粒，温水咽之。"

《**海药本草**》\ "主治腰脚不遂，血脉顽痹，脚膝疼痛，赤白泻痢。"

◎ **健脾消食** \ 现代医学发现，木瓜中的木瓜蛋白酶可将脂肪分解为脂肪酸；木瓜中含的另一种酶，能消化蛋白质，有利于人体对食物进行消化和吸收，故有健脾消食之功。

◎ **杀虫抗菌** \ 木瓜中的木瓜碱和木瓜蛋白酶具有抗结核杆菌及寄生虫，如绦虫、阿米巴原虫等作用，故常吃木瓜还有助于杀虫抗菌。

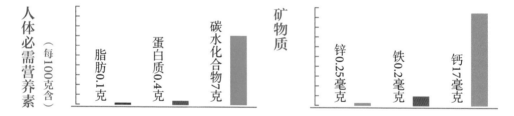

人体必需营养素（每100克含）

脂肪0.1克　蛋白质0.4克　碳水化合物7克

矿物质

锌0.25毫克　铁0.2毫克　钙17毫克

人群宜忌 电脑族及夜盲症患者宜食/胃病患者宜食/过敏体质者忌食。

选购储存	营养师建议	搭配宜忌
◎选购木瓜时，一般以大半熟的程度为佳。购买时用手触摸，果实坚而有弹性者为佳。 ◎木瓜不宜在冰箱中存放太久，以免使木瓜长斑点或变黑。	不宜食木瓜籽，因木瓜籽里含有毒性很强的氰氢酸，多食会中毒。	√木瓜+牛奶　增强体质 √木瓜+莲子　清心润肺 √木瓜+玉米　预防便秘

保健偏方

　　取6克蜂蜜，木瓜粉适量，先用开水将蜂蜜化开，再放入木瓜粉，开水冲服。早晚各1次。润燥滑肠，清热解毒，适用于大便秘结者。

44

木瓜柠檬汁

材料：木瓜1/4个，柠檬半个。

做法：❶ 木瓜洗净，去皮及籽后切小块；柠檬洗净，切块。

❷ 将木瓜、柠檬、凉开水放入榨汁机中搅打1~2分钟，倒入杯中即可。

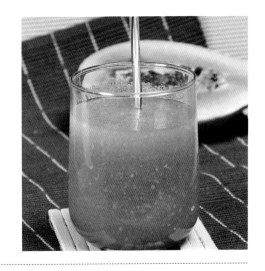

木瓜玉米奶汁

材料：木瓜1/4个，熟玉米1根，热牛奶2杯，冰糖（或蜂蜜）适量。

做法：❶ 木瓜洗净，去皮及籽，切成2厘米见方的小块。

❷ 搓下煮熟的玉米粒，同木瓜块一同放入榨汁机中，冲入热牛奶搅拌，再加入冰糖或蜂蜜调味即可。

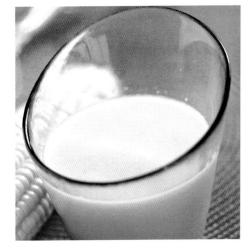

二瓜汁

材料：黄瓜1根，木瓜1/4个。

做法：❶ 将黄瓜洗净后去皮，并切成小块；将木瓜去皮、去籽后切成小块。

❷ 将黄瓜块、木瓜块、凉开水一起放入榨汁机中榨汁。

❸ 约20秒后将汁液倒入杯中饮用即可。

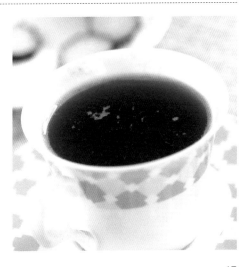

柚子

——理气化痰又润肺

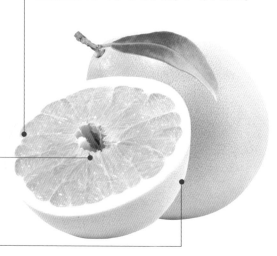

性味归经 \ 性寒，味甘、酸；归胃、肺经。

《日华本草》 \ "治妊孕人食少并口淡，去胃中恶气。消食，去肠胃气。解酒毒，治饮酒人口气。"

◎**抗炎，降血糖** \ 柚皮苷与其他黄酮类物质相似，有抗炎作用。新鲜柚子中还含有类似胰岛素的成分，具有降低血糖的作用。因此，柚子特别适合于高血糖患者食用。

◎**美容护肤** \ 柚子以含丰富的维生素C而著称，多补充维生素C可保持皮肤弹性、防止皱纹、抑制黑色素形成等功效。

◎**止咳平喘** \ 秋季干燥，易患燥咳，这时食用柚子对于止咳平喘颇有效。

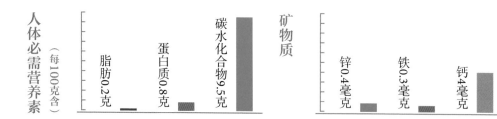

人体必需营养素（每100克含）

脂肪0.2克　蛋白质0.8克　碳水化合物9.5克

矿物质　锌0.4毫克　铁0.3毫克　钙4毫克

人群宜忌 胃病及消化不良者宜食/糖尿病患者宜食/气虚体弱者不宜多食。

选购储存	营养师建议	搭配宜忌
◎选购柚子时以果面呈略深的橙黄色，果皮光滑，果形呈梨状，皮薄、果肉清甜者为佳。 ◎储存柚子时应放在阴凉、干燥的地方。	柚子性寒，体质虚寒、痛经等女性不宜多食，否则容易导致腹泻等不适。	√柚子+西红柿　增强体质 √柚子+绿茶　行气消食 √柚子+柠檬　和胃化滞

保健偏方

　取9克柚子皮，放入锅中，置于火上，加适量水煎煮。热服，每日1～2次。适用于脾胃虚弱型妊娠呕吐。

柚香牛蒡果汁

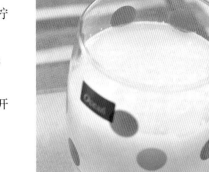

材料： 柚子半个，牛蒡100克，梨50克，柠檬少许。

做法： ❶ 将柠檬、柚子分别去皮，切片；牛蒡、梨分别去皮，切丝。

❷ 将所有材料放入榨汁机中，加少许凉开水，搅打均匀即可。

柚子芹菜汁

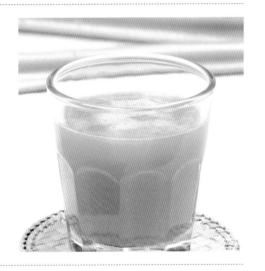

材料： 柚子半个，芹菜50克，蜂蜜1小匙。

做法： ❶ 芹菜洗净后稍沥干水分，切块（叶子保留）。

❷ 将柚子去皮，切成小瓣。

❸ 将处理好的芹菜及柚子交替放入榨汁机中榨成汁，倒入杯中，再加入蜂蜜调匀即可饮用。

柚子柠檬姜汁

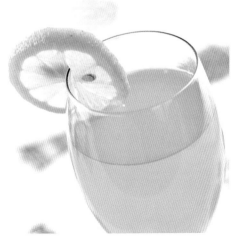

材料： 柚子1个，柠檬半个，姜少许，蜂蜜2小匙。

做法： ❶ 柚子和柠檬分别去皮及籽，横向切成两半；姜去皮。

❷ 将全部材料及大半杯温开水放入榨汁机中榨汁，把汁倒入容器中，加入蜂蜜调味即可。

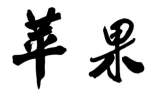

苹果

——减压润肺的"全科医生"

性味归经 \ 性凉，味甘，微酸；归脾、胃、肺经。

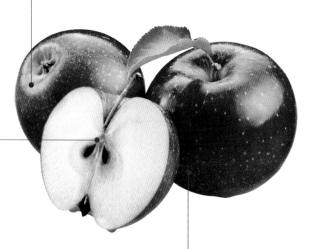

《医林纂要》\ "止渴，除烦，解暑，去瘀。"
《随息居饮食谱》\ "润肺悦心，生津开胃，醒酒。"

◎**调节酸碱平衡** \ 有观点认为酸性体质者更易患病。苹果是碱性食物，吃苹果可以迅速中和体内过多的酸性物质，增强体力和抗病能力。
◎**消除压抑感** \ 苹果的香气是缓解抑郁感的良药。在诸多水果的气味中，苹果的香气对人的心理影响最大，它具有明显的消除心理压抑感的作用。

人体必需营养素（每100克含）

脂肪0.2克	蛋白质0.2克	碳水化合物13.5克

矿物质

锌0.19毫克	铁0.6毫克	钙4毫克

人群宜忌 高血压、高血脂、肥胖者或癌症患者宜食/脾胃虚寒者、糖尿病患者忌食。

选购储存

◎选购时以个大适中、果皮光洁、颜色艳丽、软硬适中、肉质细密、气味芳香者为佳。
◎苹果买回家后应由塑料袋中取出，置于阴凉通风处保存。

营养师建议

饭前不宜吃苹果，以免影响正常的进食及吸收消化。

搭配宜忌

√苹果+黄鱼 改善情绪
√苹果+枸杞子 有益健康
√苹果+牛奶 清热解渴

保健偏方

将1个苹果平切盖，挖成空心，放入10克川贝末、适量蜂蜜，将盖盖好，用牙签固定，隔水炖2个小时取出即可。随时饮用。适用于咳嗽不止。

苹果蔬菜汁

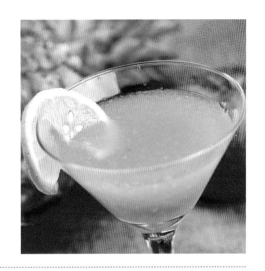

材料： 苹果1个，胡萝卜、芹菜梗各25克。

做法： ❶ 胡萝卜洗净，切丁；苹果洗净，去核，切丁；芹菜梗洗净，切丁。

❷ 胡萝卜丁、苹果丁、芹菜丁与凉开水一起放入榨汁机中榨汁。

❸ 将上述材料所榨的汁混合后调匀即可。

苹果柠檬汁

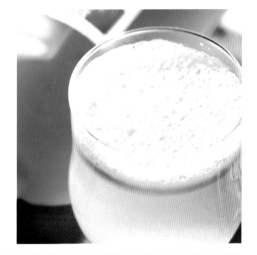

材料： 苹果1个，胡萝卜半根，菠萝1/4个，芹菜50克，柠檬汁50克，冰糖适量。

做法： ❶ 将胡萝卜、苹果、菠萝分别洗净，去皮，切成块；芹菜择洗干净，切成小块。

❷ 将上述材料一起放入榨汁机中榨汁。

❸ 加入柠檬汁、冰糖调匀即可饮用。

芦笋苹果美颜汁

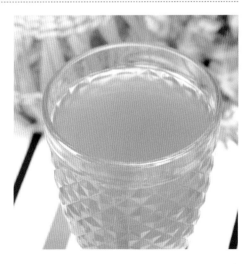

材料： 苹果半个，柠檬半个，芦笋少许，蜂蜜1小匙，苹果醋适量。

做法： ❶ 将芦笋洗净，切成小段；苹果去核后洗净，切块；柠檬洗净，切块。

❷ 将苹果块、芦笋段、苹果醋、柠檬块及蜂蜜一起放入榨汁机中。

❸ 最后在榨汁机中加入250毫升凉开水，一起搅拌均匀即可。

柠檬

——美白肌肤又抗衰

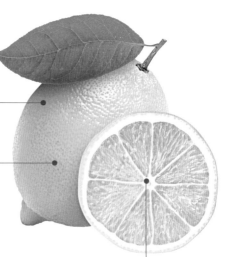

性味归经 \ 性微寒，味极酸；归胃、肝、肺经。

《食物考》 \ "浆饮渴瘵，能辟暑。孕妇宜食，能安胎。"
《纲目拾遗》 \ "腌食，下气和胃。"

◎**杀菌，助消化** \ 柠檬含有烟酸和丰富的有机酸，具有促进消化系统健康的作用，同时还有一定的杀菌作用。
◎**消除疲劳，振奋精神** \ 柠檬富有香气，疲劳时喝一杯柠檬汁，能让人精神一振，还可促进食欲。

人体必需营养素（每100克含）

脂肪1.2克　蛋白质1.1克　碳水化合物6.2克

矿物质

锌0.65毫克　铁0.8毫克　钙101毫克

人群宜忌 暑热口干烦渴、消化不良者宜食/高血脂、肥胖、胆石症患者宜食。

选购储存

◎优质柠檬大小适中，果形椭圆，两端均突起而稍尖，成熟者皮色鲜黄，香气浓郁。
◎切开后吃不完的柠檬，宜切片放在蜂蜜中或放在冰糖、白糖中腌渍，待日后拿来泡水喝。

营养师建议

柠檬不宜生食、多食，因为柠檬味道过酸，生食、多食后胃肠道功能会受损，易导致腹泻。

搭配宜忌

√柠檬+鸡肉　促进食欲
√柠檬+白糖　有益健康
✗柠檬+白萝卜　损害健康

保健偏方

将10个荸荠和1个柠檬以水煎服。可食可饮。适用于高血压患者。

柠檬果菜汁

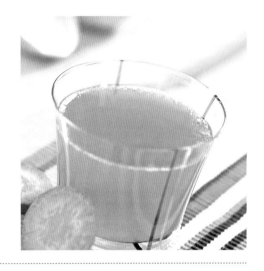

材料：胡萝卜块、芹菜段各50克，柠檬半个，果糖或蜂蜜适量。

做法：❶ 柠檬挤汁，备用。

❷ 胡萝卜块、芹菜段放入榨汁机中榨汁，再滴入柠檬汁即可。

❸ 加入果糖或蜂蜜调味。

柠檬黄瓜橙子汁

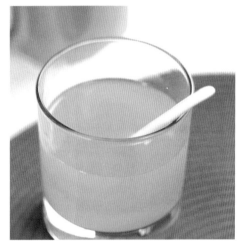

材料：橙子1个，柠檬30克，小黄瓜1根，胡萝卜半根，蜂蜜适量。

做法：❶ 将小黄瓜洗净，去掉有苦味的头和尾，先切成段，再切成细条；将柠檬洗净，切成片；将橙子洗净，切碎；将胡萝卜洗净，切成片。

❷ 将胡萝卜片、柠檬片、橙子碎末、小黄瓜段放入榨汁机中榨汁，加入蜂蜜调味即可。

柠檬香蕉奶汁

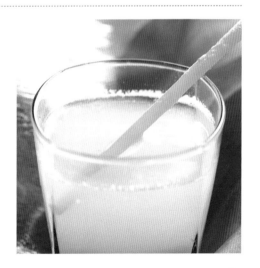

材料：香蕉1根，柠檬块2小匙，酸奶半杯，牛奶1/4杯。

做法：❶ 香蕉剥皮，切成2厘米的长段。

❷ 将所有材料放入榨汁机内榨成汁，即可。

> 香蕉和酸奶都有良好的润肠通便作用，故这道蔬果汁非常适合便秘者饮用。

橙子

——和中开胃的圣果

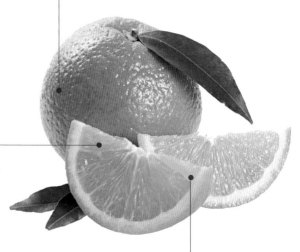

性味归经 \ 性微凉，味甘、酸；归肺经。

《食性本草》\ "行风气，疗瘿气，发瘰疬，杀鱼虫毒。"

《纲目拾遗》\ "橙饼：消顽痰，降气，和中，开胃；宽膈，健脾，解鱼、蟹毒。醒酒。"

◎预防并改善心脏血管疾病 \ 橙子中含有丰富的维生素C和芦丁，可以有效增加毛细血管的弹性，降低胆固醇。其中的果胶能减少食物中的胆固醇被人体吸收。

◎促进排便 \ 橙子含有膳食纤维及果胶，可促进胃肠蠕动，有利于粪便的排出。

◎抗衰老 \ 带皮的甜橙含有黄酮类等成分，这些成分可有效延缓衰老。

人体必需营养素（每100克含）

脂肪0.2克	蛋白质0.8克	碳水化合物11.1克	矿物质	锌0.14毫克	铁0.4毫克	钙20毫克

人群宜忌 老年人、高血脂患者宜食/脾胃虚寒、腹泻腹痛者忌食。

选购储存

◎选购时以果实为球形，表面滑泽，黄汁多，富有香气者为佳。
◎橙子不宜放冰箱里保鲜。直接用保鲜袋装起来，不要接触空气，可以保存比较长的时间。

营养师建议

橙子不宜饭前或空腹食用，因为其含有的有机酸会刺激胃黏膜，对胃造成损害。

搭配宜忌

√橙子+甜椒 增进食欲
√橙子+牛肉 补虚养身
✕橙子+虾 刺激肠胃

保健偏方

将1只净母鸡氽烫后同1个橙子、2个无花果、15克当归、3克红花放入锅内，加适量清水煲2小时，加盐拌匀。佐餐食用。可活血化瘀，壮筋骨、健脾胃。

亮颜橙子汁

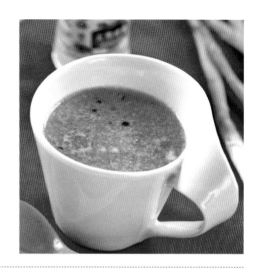

材料： 橙子1个，苜蓿芽、芦笋各20克，五谷杂粮粉10克，蜂蜜1小匙。

做法： ❶ 将橙子、苜蓿芽、芦笋分别洗净，切成小块。

❷ 将所有材料及凉开水放入榨汁机中搅打均匀，再加入蜂蜜调味即可。

橙子葡萄青春汁

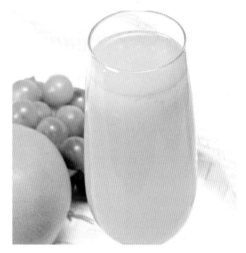

材料： 橙子1个，葡萄10颗，姜1片，蜂蜜1小匙。

做法： ❶ 将橙子剥皮，果肉剥成瓣状，去籽。

❷ 葡萄仔细清洗以后，去籽备用。

❸ 姜清洗后切成细末。

❹ 将橙子、葡萄、姜末、蜂蜜及凉开水放入榨汁机中充分打匀即可。

甜椒橙汁

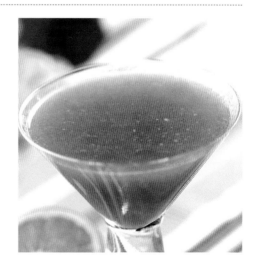

材料： 甜椒、橙子各1个。

做法： ❶ 甜椒洗净，去蒂、去籽；橙子洗净，去皮、去籽。

❷ 将甜椒、橙子分别切成2厘米见方的小块，然后一起放入榨汁机，加半杯凉开水榨成汁即可。

橘子

—— 补阴益气的保健佳果

性味归经 \ 性温，味甘、酸；归肺、胃经。

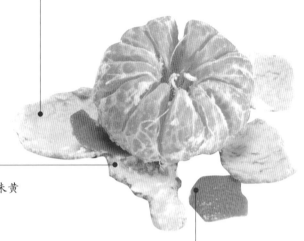

《本草纲目》 \ "青橘皮乃菊之未黄而青色者，薄而光，其气芳烈。"

◎**预防心脑血管疾病** \ 橘子含有生理活性物质皮苷和丰富的维生素C，能降低血液的黏滞度，减少血栓的形成，对脑血管疾病、脑卒中等有较好的预防作用。

◎**美容、缓解疲劳** \ 橘子富含维生素C和柠檬酸，能为肌肤补充维生素C，柠檬酸又能使肌肤柔嫩、细腻，因此橘子是女性美容护肤必不可少的水果。橘子带有的淡淡香味及略酸的口感，还具有缓解疲劳的作用。

人体必需营养素（每100克含）

脂肪0.4克	蛋白质0.8克	碳水化合物10.3克

矿物质

锌0.1毫克	铁0.2毫克	钙19毫克

人群宜忌 饮酒者宜食/脂肪肝患者宜食/体质虚寒者及经期、产妇忌食。

选购储存	营养师建议	搭配宜忌
◎宜选择大小适中，颜色橙黄或橙红，皮光滑，用手指轻压弹性好者。 ◎橘子保存时应置于阴凉通风处，一般可保存2～4周。	◎橘子不仅适宜生食，而且可以做成粥或羹。 ◎吃完应及时刷牙漱口，以免损害牙齿。	√橘子+冰糖 增加营养 ×橘子+蛤蜊 导致腹泻 ×橘子+桃 有损健康

保健偏方

将1个橘子洗净，去皮、核，将橘子果肉放入大碗中研碎，再加入适量蜂蜜搅拌均匀即可，餐后食用。用于改善食欲不振。

橘子甘蔗汁

材料： 橘子2个，甘蔗半根，百香果1颗，柠檬1/6个。

做法： ❶ 将百香果、橘子果肉分别挖出，放进杯子；甘蔗、柠檬分别去皮，切块。
❷ 将所有材料放入榨汁机中搅打成汁。

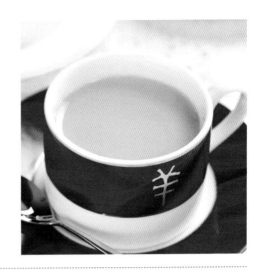

橘子石榴汁

材料： 橘子、番石榴各1个，炼乳1大匙，薄荷适量。

做法： ❶ 橘子洗净，去皮；番石榴去籽，切成小丁；薄荷洗净。
❷ 将洗净的薄荷与橘子、番石榴一同放入榨汁机中，加入炼乳与200毫升凉开水，打至细密后再加100毫升凉开水打匀即可。

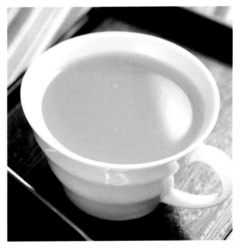

橘子萝卜汁

材料： 橘子1个，白萝卜1根，冰块少许。

做法： ❶ 将橘子去皮，去核，榨汁；白萝卜去皮，切块，榨汁；二汁混合。
❷ 先将冰块放入杯中，再将橘汁与白萝卜汁的混合汁倒入即可饮用。

> 白萝卜给人一种清爽、鲜嫩的感觉，能够益气行气、清洁肺部，经常食用对肺部大有好处。

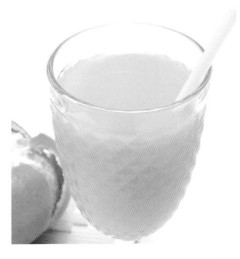

猕猴桃

—— 天然的维生素C

性味归经 \ 性寒，味甘、酸；归胃、膀胱经。

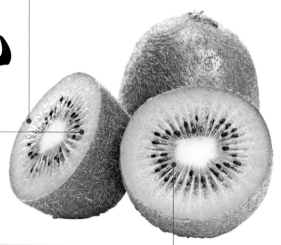

《本草纲目》\ "其形如梨，其色如桃，而猕猴喜食，故有诸名。"

《食疗本草》\ "取瓢和蜜煎，去烦热，止消渴。"

◎**对抗致癌物** \ 猕猴桃中富含的维生素C是一种抗氧化剂，能够有效抑制硝化反应，预防癌症发生。烧烤过的食物含有致癌物质，因此食用烧烤食品时不妨搭配猕猴桃。

◎**生津润燥** \ 猕猴桃果实酸、甘，有生津润燥、解热除烦之功效，可用于烦热、食欲不振者的辅助食疗。

人体必需营养素（每100克含）

脂肪0.6克	蛋白质0.8克	碳水化合物14.5克	矿物质	锌0.57毫克	铁1.2毫克	钙27毫克

人群宜忌 癌症、高血压、冠心病患者宜食/常吃烧烤者宜食/肾病、糖尿病患者忌食。

选购储存

◎选购时一般以个大、肉质细腻、汁多香浓者为佳。

◎猕猴桃可放入冰箱冷藏保存，如果不让果蒂部位受到霉菌感染，可以储藏5个月左右。

营养师建议

食用猕猴桃后，不要马上饮用牛奶或食用乳制品，否则会导致腹胀、腹痛、腹泻等。

搭配宜忌

√猕猴桃+酸奶 改善便秘

√猕猴桃+姜 清胃止呕

√猕猴桃+黄瓜 促进消化

保健偏方

取60克海带丝入沸水余烫；3个猕猴桃去皮，切段，同海带丝放入盘中，加入生抽、糖、芥末、胡椒粉、味精，拌匀即可。佐餐食用。可缓解忧郁，清热利水。

猕猴桃橙柠汁

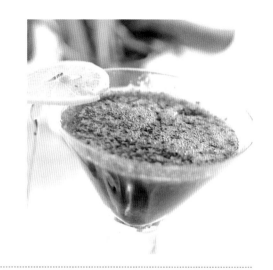

材料： 橙子4个，猕猴桃2个，西红柿1个，柠檬半个。

做法： ❶ 将猕猴桃、西红柿分别洗净，去皮；柠檬、橙子分别洗净，去皮、去籽。
❷ 将上述四种材料分别切成2厘米见方的小块，然后加入适量凉开水搅打成汁。

猕猴桃瘦身梨汁

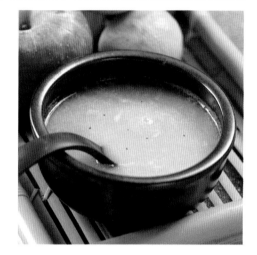

材料： 猕猴桃50克，梨、苹果各1个，哈密瓜半个，柠檬1/4个。

做法： ❶ 将猕猴桃、梨、哈密瓜、柠檬及苹果分别洗净，均去皮后切块，放入榨汁机中榨汁。
❷ 加入凉开水混合搅打均匀即可。

猕猴桃香蕉饮

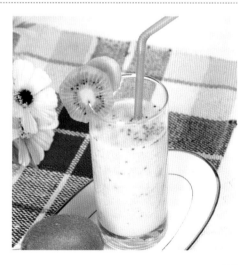

材料： 猕猴桃1个，香蕉半根，脱脂酸奶100毫升。

做法： ❶ 将香蕉去皮，切片；猕猴桃去皮，切丁。
❷ 在香蕉片与猕猴桃丁中加入适量凉开水与酸奶搅匀，再放入榨汁机内搅打成汁即可饮用。

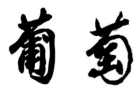

葡萄

——滋阴补血 "夜明珠"

性味归经 \ 性平，味甘、酸；归脾、肾、肺经。

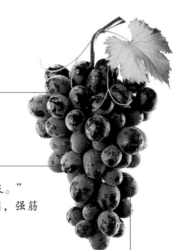

《本草纲目》 \ "治腰脚肢腿痛，煎汤淋洗之良。"
《随息居饮食谱》 \ "补气，滋肾液，益肝阴，强筋骨，止渴，安胎。"

◎**预防心脑血管疾病** \ 常食葡萄能降低人体血清胆固醇水平，降低血小板的凝聚，有助预防心脑血管疾病。
◎**开胃健脾，助消化** \ 葡萄具有舒筋活血、开胃健脾、助消化的功效，适用于食欲不佳者。
◎**改善贫血的佳品** \ 葡萄的糖和复合铁元素的含量相对较高，是补血佳品。

人体必需营养素 （每100克含）

脂肪0.2克　蛋白质0.5克　碳水化合物10.3克

矿物质

锌0.18毫克　铁0.4毫克　钙5毫克

人群宜忌 高血压、水肿患者宜食/儿童、贫血患者宜食/糖尿病患者忌食。

选购储存	营养师建议	搭配宜忌
◎选购时以果粒饱满、大小均匀、青子和瘪子少、果浆多而浓、味甜、带有香气者为佳。 ◎葡萄保存宜放进保鲜袋中再置于冰箱冷藏，可保存3～5天。	葡萄洗净后可连皮一起食用，因为葡萄皮同样含有丰富的营养元素，有益于人体健康。	√葡萄+枸杞子 补血养血 √葡萄+蜂蜜 除烦止渴 √葡萄+菠萝 补充糖分

保健偏方

锅置火上，取400毫升新鲜葡萄汁倒入锅中，文火熬煮至浓稠时加入适量蜂蜜即可。早、晚各饮用1次。适用于食欲不振等症。

葡萄蔬果汁

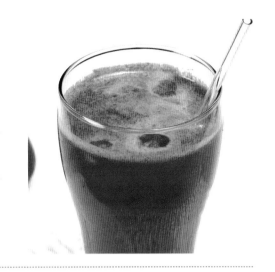

材料： 紫葡萄120克，菠萝块80克，西红柿1个，苹果1/4个，冰块适量。

做法： ❶ 将紫葡萄洗净，去皮；西红柿洗净，去蒂及皮，切成小块。

❷ 将准备好的材料一同放入榨汁机中榨成汁，倒入杯中，放入冰块，调匀即可。

葡萄抗氧化汁

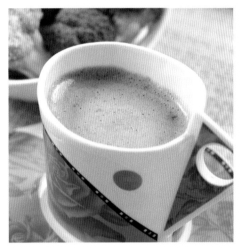

材料： 西蓝花20克，葡萄10颗，原花色素粉、绿茶粉各1小匙，蜂蜜适量。

做法： ❶ 将西蓝花洗净后切小块；葡萄洗净。

❷ 将所有处理过的材料一同放入榨汁机中，加入绿茶粉、原花色素粉、适量水及蜂蜜，混合搅打均匀即可。

蓝莓葡萄纤体汁

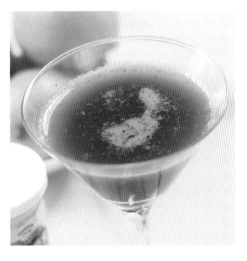

材料： 葡萄10颗，蓝莓10克，柠檬1/4个，蜂蜜1小匙，寒天粉（琼脂粉）适量。

做法： ❶ 将蓝莓、葡萄分别洗净；柠檬去皮，切片。

❷ 将所有处理过的水果放入榨汁机中，加适量凉开水及蜂蜜混合搅打均匀，再加入寒天粉调匀即可饮用。

草莓

——甜美可人的"水果皇后"

性味归经 \ 性凉，味甘、酸；归脾、胃、肺经。

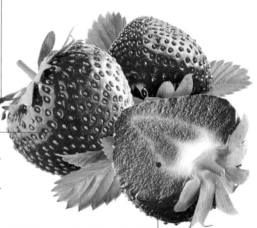

《本草纲目》 \ "补脾气，固元气，制伏亢阳，扶持衰土，壮精神，益气，宽痞，消痰，解酒毒，止酒后发渴，利头目，开心益志。"

◎ **保护视力，保养肝脏** \ 草莓中所含的胡萝卜素是合成维生素A的重要物质。经常食用草莓，有明目养肝的作用。

◎ **助消化，通大便** \ 草莓还含有果胶和丰富的膳食纤维，可以帮助消化，通畅大便。

◎ **改善贫血** \ 草莓中含铁量很高。另外，它所含的维生素C可促进人体对铁的吸收，改善贫血症状。

人体必需营养素（每100克含）

- 脂肪0.2克
- 蛋白质1克
- 碳水化合物7.1克

矿物质

- 锌0.14毫克
- 铁1.8毫克
- 钙18毫克

人群宜忌 癌症、高血压、冠心病患者宜食/常吃烧烤者宜食/肾病、糖尿病患者忌食。

选购储存

◎选购时以果粒完整、富有光泽、无外伤、无病虫害者为佳。

◎草莓宜先用清水洗干净，再用保鲜膜包好后置于冰箱内，这样保鲜效果会更好。

营养师建议

洗净的草莓不要马上吃，最好再用淡盐水或淘米水浸泡5分钟后再食用。

搭配宜忌

√牛奶+草莓　生津润燥

√草莓+山楂　润肺健脾

√草莓+红糖　泻热止咳

保健偏方

取草莓100克，山楂30克，荷叶、冬瓜皮、冬瓜子各15克，以水煎煮，取药汁。每日1剂，分2次服用。适用于高血脂患者。

草莓酸奶汁

材料：草莓5颗，香蕉半根，牛奶100毫升，酸奶半杯，寒天粉（琼脂粉）适量。

做法：❶ 将草莓、香蕉、酸奶及牛奶放入榨汁机中搅打均匀。

❷ 再加入寒天粉一起搅匀即可。

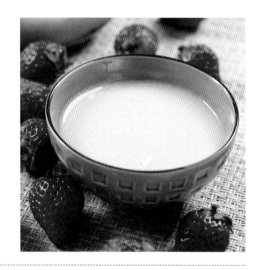

山药草莓菠萝汁

材料：山药1根，草莓10颗，菠萝半个，蜂蜜少许。

做法：❶ 将山药、菠萝削去外皮，菠萝用淡盐水浸泡30分钟后用凉开水冲洗；草莓洗净后去蒂，以上材料均切块。

❷ 将做法❶的材料放入榨汁机中搅打成汁，饮用时调入少许蜂蜜。

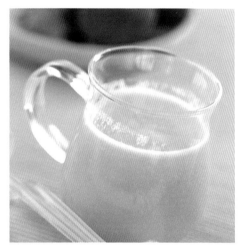

草莓香瓜汁

材料：草莓3颗，香瓜1个，牛奶适量，冰块少许。

做法：❶ 将草莓洗净，去蒂，对半剖开；香瓜洗净，去皮及籽，然后切小块。

❷ 将除冰块外的材料放入榨汁机中，加入60毫升凉开水搅打均匀，倒入杯中。

❸ 最后放入少许冰块即可饮用。

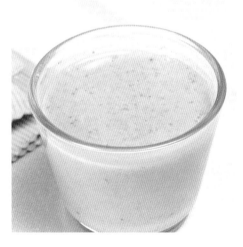

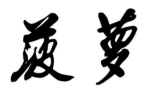

菠萝

——开胃消食的水果

性味归经 \ 性平，味甘、微涩；归脾、胃、肺经。

《本草纲目》\ "健脾胃、固元气。"
《云南中草药》\ "清热止咳。治肺结核咯血，小儿高烧。"

◎**预防血管栓塞** \ 菠萝所含的生物碱及蛋白酶可以抑制血液凝块，有预防冠状动脉粥样硬化和脑动脉血管栓塞的作用。
◎**润肤护发** \ 菠萝富含B族维生素，能有效滋养肌肤、防止皮肤干裂、滋润头发，同时也可以消除身体的紧张感，增强机体的免疫力。

人体必需营养素（每100克含）

碳水化合物10.8克
蛋白质0.5克
脂肪0.1克

矿物质
钙12毫克
铁0.6毫克
锌0.14毫克

人群宜忌 饮酒者宜食/脂肪肝患者宜食/体质虚寒者及经期、产妇忌食。

选购储存

◎选购时以果实端正、果肉汁多、香味浓者为佳。
◎新鲜菠萝宜用报纸包好，在常温下保存，也可放入冰箱冷藏保存，一般可保存2～3天。

营养师建议

菠萝切好后，应先放在盐水中浸洗后再吃，这样既可使菠萝味更甜，还能避免蜇嘴。

搭配宜忌

√菠萝+猪肉 促进消化
√菠萝+白茅根 清热利尿
√菠萝+冰糖 生津止咳

保健偏方

将1个菠萝切成两半，挖空其肉，留壳，200克玉米粉与菠萝肉放入锅中加水煮熟，盛入菠萝壳中即成。佐餐食用。常食可预防心脏疾病。

菠萝美唇蔬果汁

材料： 胡萝卜50克，芹菜、菠萝各100克，蜂蜜半小匙，啤酒酵母粉1小匙。

做法： ❶ 先将芹菜、胡萝卜、菠萝分别洗净后切小块。

❷ 再加入适量凉开水、蜂蜜及啤酒酵母粉，放入榨汁机中搅打均匀即可。

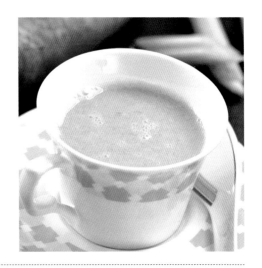

菠萝低热量果汁

材料： 菠萝50克，圆白菜、小黄瓜、野菜各10克，蜂蜜半小匙。

做法： ❶ 将圆白菜、小黄瓜分别洗净，切块；菠萝去皮，切块；野菜洗净，切段。

❷ 将圆白菜块、小黄瓜块、野菜段及菠萝块放入榨汁机中，加适量水、蜂蜜搅打均匀即可。

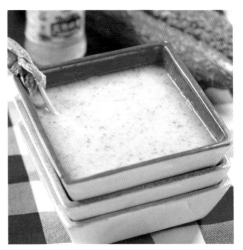

酸甜菠萝蔬果汁

材料： 菠萝1/4个，梨20克，西蓝花10克，柠檬半个，蜂蜜1小匙。

做法： ❶ 将西蓝花及梨分别洗净，切小块；菠萝、柠檬分别去皮，切块。

❷ 将所有材料放入榨汁机中，加适量凉开水、蜂蜜搅打均匀即可。

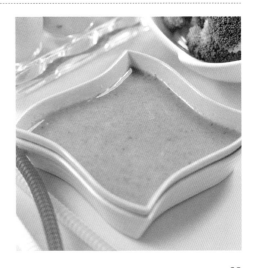

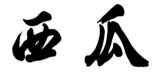

西瓜

——解暑的"瓜中之王"

性味归经 \ 性寒，味甘；归心、胃、膀胱经。

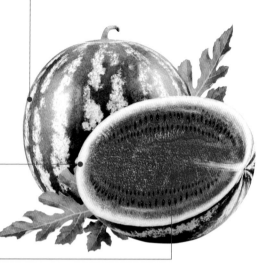

《本草纲目》\ "消烦解渴，解暑热，疗喉痹，宽中下气，利小水、治痢，解血毒。"

◎清热解暑，消肿利尿 \ 西瓜的含水量在水果中是首屈一指的，是夏季清热解暑的最佳果品之一。西瓜有利尿、通便的作用，对黄疸也有一定的缓解作用。

◎驱走倦怠情绪 \ 西瓜含钾量丰富，能迅速补充随汗水流失的钾，避免缺钾而引发的肌肉无力和疲劳感，驱走倦怠情绪。

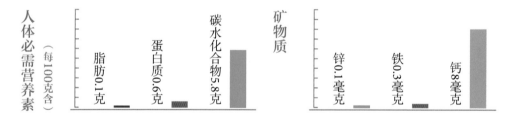

人体必需营养素（每100克含）

脂肪0.1克　蛋白质0.6克　碳水化合物5.8克

矿物质

锌0.1毫克　铁0.3毫克　钙8毫克

人群宜忌 中暑、便秘、水肿患者宜食/糖尿病患者忌食/脾胃虚寒及消化不良者忌食。

选购储存

◎选购时以成熟度好、声音沉闷、瓜肉甘甜、汁多者为最佳。
◎西瓜尾部较甜，最不易保存，宜尽早食用。还没切开的西瓜置于常温下通风处可存放2～7天。

营养师建议

西瓜冷藏后不宜立刻食用，否则会出现腹痛、腹泻等症状。可以将西瓜在室温下放一会儿再吃。

搭配宜忌

√西瓜+薄荷　调节情绪
√西瓜+紫苏　清热解暑
√西瓜+苹果　滋养皮肤

保健偏方

取西瓜瓤去掉籽，用纱布挤出汁液，再将西红柿先用沸水汆烫，剥皮后也用纱布挤出汁液，将两汁混合。代茶饮用。适用于夏季感冒。

荸荠西瓜莴笋汁

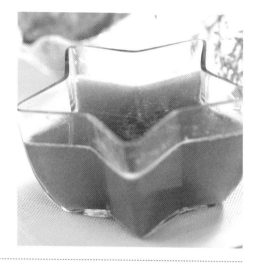

材料：荸荠10个，西瓜半个，莴笋半根。

做法：❶ 用勺子挖出西瓜瓤，去籽；将荸荠、莴笋洗净、去皮，切成小块。

❷ 将西瓜瓤、荸荠块、莴笋块放入榨汁机中榨汁即可。

西瓜翠衣汁

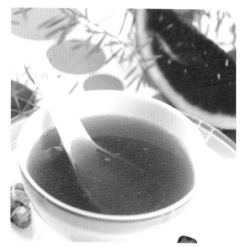

材料：西瓜皮200克，冬瓜皮100克，红豆25克。

做法：❶ 将西瓜皮、冬瓜皮分别洗净；红豆用水泡发。

❷ 将所有材料一起放入榨汁机中，加凉开水后搅打成汁。

胡萝卜西瓜蛋汁

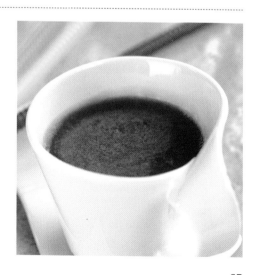

材料：西瓜、熟土豆各1/4个，胡萝卜1/3根，西红柿、熟蛋黄各1个，蜂蜜1大匙。

做法：❶ 将所有材料洗净，胡萝卜与熟土豆用刮皮器刮去表皮；西瓜取瓜瓤。

❷ 将除熟蛋黄和蜂蜜外的材料均切成块，并放入榨汁机中，倒入熟蛋黄与蜂蜜，再加入适量凉开水搅打均匀。

自制一杯茶，保健又怡情

　　早在唐代，大医药学家陈藏器在他所著的《本草拾遗》一书中，对于茶的防病功效就作了深刻的总结："茶为万病之药。"

　　在环境污染日趋凸显的今天，茶是人们的健康卫士，已被营养学家们公认为是"原子时代的理想饮料"和"当代最佳保健饮料"。

降血压

　　茶叶中的儿茶素类化合物和茶黄素，对血管紧张有明显的抑制作用。咖啡因与儿茶素能使血管壁松弛，增加血管的有效直径，通过舒张血管令血压下降。茶叶中的芳香苷具有维持毛细血管正常抵抗力、增强血管壁韧性的功效。因此，经常饮茶（尤其是绿茶），有助于降低血压。

抗癌、防辐射

　　茶叶中的茶多酚类物质具有阻断致癌物质亚硝基化合物在体内合成、直接杀伤癌细胞和提高人体免疫能力的功效。

　　茶叶中的茶多酚类及氧化物质，还可吸收放射性物质，减少其对人体的伤害。与此同时，茶多酚还能阻挡紫外线和清除紫外线诱导的自由基，从而减少黑色素细胞过量分泌黑色素，避免出现晒斑、黑斑，起到保护皮肤的作用。

预防心脑血管疾病

　　茶多酚对人体脂肪代谢有着重要作用。人体的胆固醇、甘油三酯等含量较高时，血管内壁脂肪沉积，引起血管壁纤维组织增生、钙质沉着，形成动脉粥样硬化斑块，导致心血管疾病。茶多酚，尤其是茶多酚中的儿茶素，有助于使这种斑状增生受到抑制，使导致血凝黏度增强的纤维蛋白原降低，血液变清，从而抑制动脉粥样硬化的产生。

消除重金属的毒害

　　人体内重金属含量过高会出现免疫力低下、中毒等一系列症状，导致慢性病。茶多酚对重金属具有较强的吸附作用，可减轻重金属危害；茶中的鞣酸可与毒素结合产生沉淀，延缓人体对毒素的吸收。

减轻烟毒

　　科学研究表明，绿茶具有广谱杀菌解毒功能，不仅能明显减少烟气中的有害物质，茶叶中的香气物质还能产生香气，对吸烟者的口腔和上呼吸道有消炎作用。

美容瘦身

常饮绿茶可预防皮肤中黑色素的沉积，使皮肤细腻而有光泽。常饮乌龙茶可减肥，燃烧体内多余的脂肪，有利于美体塑形。

茶的怡情功效

置身于喧闹的都市，生活和工作中的种种压力、烦恼让现代人无法解脱，人们对放松身心、回归自然有着深深的渴求与向往，而茶这一汲取天地之精华的产物，正是人们怡情养性、感受自然、享受生活的绝佳饮品。繁忙工作之余，觅一个清幽的场所，静静斟上一杯茶，在对茶的观、闻、品、饮之中，一切都变得平静、祥和。

茶让人返璞归真

茶乃大自然的精灵，质朴无华，自然天成，在泡茶、品茶中人们可以与自然共通。"平生于物原无取，消受山中一杯茶"，自古许多文人寄情山水间，不思利禄，不问功名，品茶一直被他们当成一种高雅的艺术享受，既讲究泡饮技艺，更注重情趣，追求天然野趣。茶带给人的是净化、是纯洁，心灵的纯净与山水融为一体，天人合一，找回最自然的真我。人之性情、亲情、柔情和茶情，皆在茶中得到展示，真可谓"从一杯茶看世界，从一杯茶观人生"。

茶使人怡情养性

泡茶技艺崇"静"尚"简"。"静"，指茶人内心的清静、淡泊，也指环境的幽静、洁净；"简"，既指茶人的清丽简约，也指陈设的素雅不繁杂。怀着崇"静"尚"简"的情趣去泡茶，不为物质世界所困扰，许多浮躁的情绪会随水中飘舞的佳茗慢慢沉淀下来。泡茶的静、简境界，增加了品茗时内心的宁静超然之感，更增强了对尘世琐事的超脱以及豁达开朗的心灵境界的提升。

在茶中享受生活

品茶要闻香、观汤、品味，这些程序虽复杂，但却能给人带来美的享受。"群鹤沐浴、请君入瓮、高山流水、春风拂面、关公巡城、韩信点兵"等几个招式之后，茶艺师优雅娴熟的动作，娓娓道来的解说，已经让人耳目一新。此时接过茶艺师奉上的茶，一阵清香扑面而来，轻轻呷，慢慢品，一时间口舌生香。

以茶会友

中国的茶道不光讲究"独品其神"，还注重两人对饮"得趣"，众人聚品"得慧"。看似平淡、寡言的饮茶过程，却凝结着最真挚、浓厚的情感。茶是人与人之间沟通的纽带，是人们交流内心情感的桥梁，通过茶，人们可以找到一生难得的知己。

性味归经 \ 性温，味甘、微苦；归脾、肝经。

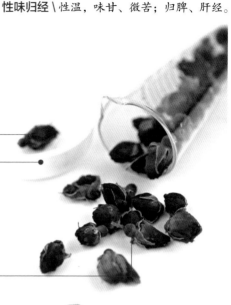

玫瑰花

——美与爱的完美结合

《食物本草》\ "主利肺脾、益肝胆，食之芳香甘美，令人神爽。"
《药性考》\ "行血破积，损伤瘀痛，浸酒饮。"

◎用于肝胃不和引起的胁痛、胃痛等。
◎用于肝郁气滞引起的月经不调或经前乳房胀痛等。
◎用于跌打损伤所致的瘀血疼痛。

常用配伍

玫瑰花
行气解郁

＋

香附
活血调经

两者相配，有理气解郁、活血调经之功效。多用于肝胃气滞导致的胃痛、胁痛以及月经不调、痛经等症。

玫瑰花
理气活血

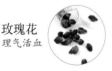

＋

黄芪
益气补虚

两者相配，有益气、活血、解郁的功效。多用于肝郁气滞引起的胸腹胀满、月经不调等症。

人群宜忌 阴虚火旺者忌用。

选购储存

　　市场上常有将月季花与玫瑰花混用的现象。月季花，呈类球形，花萼长圆形，花梗较长，萼片暗绿色，短于或等于花冠长，花瓣有的散落，长圆形，紫红色或淡紫红色，雄蕊短于花柱，气清香。玫瑰花，略呈半球形或不规则团状，花托半球形，与花萼基部合生，花梗较短，萼片黄绿或棕绿色，花萼长于花冠，花瓣皱缩，展平后呈宽卵形，紫红色，雄蕊长于花柱，气芳香浓郁。

保健偏方

　　玫瑰花、菊花各10克，青皮5克。沸水冲泡，代茶饮。适用于乳腺增生患者。

养肝舒缓茶

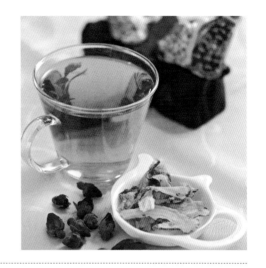

材料：玫瑰花3~5克，当归30克。

做法：❶ 将两味茶材一同放入开水中，熬煎15分钟左右。

❷ 去渣取汁饮用，或者直接用沸水冲泡。

饮法：代茶饮用，每日1剂。

玫瑰薰衣草茶

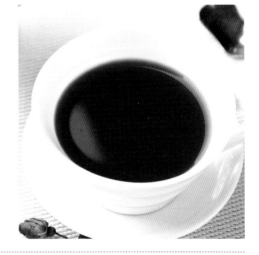

材料：玫瑰花15克，薰衣草10克，柠檬草5克，蜂蜜适量。

做法：❶ 将玫瑰花、薰衣草、柠檬草放入杯中，加沸水冲泡。

❷ 大约20分钟后调入适量蜂蜜即可品饮。

❸ 或者用棉布袋将玫瑰花、薰衣草、柠檬草一起包起来，沸水冲泡20分钟。

饮法：代茶饮用，每日1剂。

柠香玫瑰茶

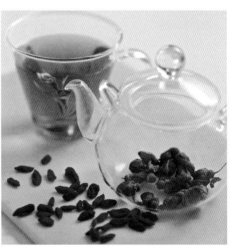

材料：玫瑰花5朵，枸杞子半匙，柠檬汁1大匙，冰糖适量。

做法：❶ 温壶后，将玫瑰花和枸杞子放入茶壶内。

❷ 向茶壶中注入300毫升左右的热水，冲泡3~5分钟使之入味。

❸ 加入柠檬汁，再以适量冰糖调味即可。

饮法：代茶饮用，每日1~2剂。

百合

——清心安神，怡然自得

性味归经 \ 性微寒，味甘；归心、肺经。

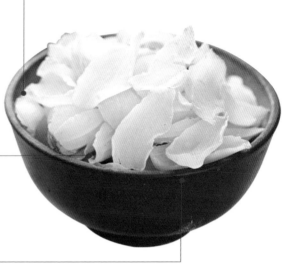

《日华子本草》\ "安心，定胆，益智，养五脏。"
《神农本草经》\ "百合味甘平。生川谷。"

◎用于肺阴虚引起的干咳无痰或咳嗽日久、痰中带血等。
◎用于热病后余热未清引起的心烦、口燥、小便短赤等。
◎用于阴虚内热引起的心烦失眠、神经衰弱等。

常用配伍

百合
润肺止咳

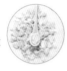

+

款冬花
止咳化痰

两者配伍，有较强润肺止咳的作用，多用于燥热所致的咳嗽。此方配姜汤效果更好。

百合
补阴液

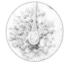

+

知母
降火不燥

两者配伍，可加强补虚清热的作用，多用于阴虚或者热病未消所致的心烦不安、精神不佳等症。

人群宜忌 寒性体质者忌用/风寒感冒引起的咳嗽者忌食。

选购储存

　　有研究发现食用百合与药用百合不能混用，两者的化学成分有明显的差异。其中兰州百合为川百合变种，也称菜百合、大百合。鳞茎白色，球形或扁球形，鳞片扁平，肥厚宽大，洁白如玉，品质细腻无渣，纤维少，含糖量高，香绵纯甜，无苦味，故称兰州甜百合，是食用百合的最佳品种。但兰州百合药用价值比较低。

保健偏方

　　百合、去皮去核枇杷各30克，鲜藕片100克。水煎，每日1剂，分早、晚2次服食。具有滋阴润肺、清热止咳的功效。

百合麦味茶

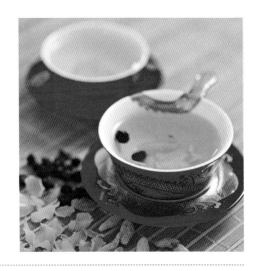

材料： 百合、麦冬各10克，五味子6克，杏仁5克，优质绿茶适量。

做法： ❶ 将以上中药用水过滤，然后与绿茶一起入锅煎煮，20分钟后关火。

❷ 加盖闷泡5~10分钟，滤渣取汁饮用。

饮法： 代茶温饮，每日1~2剂。

百合二冬茶

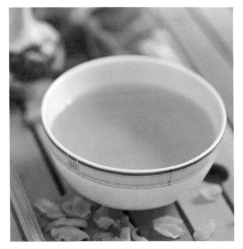

材料： 百合15克，天冬、麦冬各10克。

做法： ❶ 将上述茶材置于砂锅中。

❷ 砂锅置火上，加入适量水，煎沸后续煮20分钟，滤煮取汁。

饮法： 代茶温饮，每日1剂，药渣可再次水煎服用。

百合枇杷茶

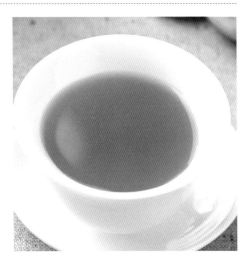

材料： 鲜百合、枇杷、莲藕各30克，红糖适量。

做法： ❶ 将莲藕洗净，切片。

❷ 将枇杷去核，与百合、藕片同煎取汁，再调入适量红糖。

饮法： 代茶频饮。

当归

—— 补血佳品，妇科良药

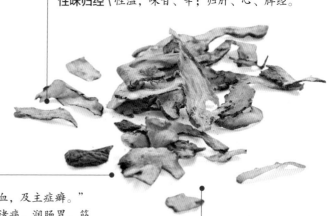

性味归经＼性温，味甘、辛；归肝、心、脾经。

《日华本草》＼"破恶血，养新血，及主症癖。"
《本草纲目》＼"治头痛，心腹诸痛，润肠胃、筋骨、皮肤，治痈疽，排脓止痛，和血补血。"

◎用于血虚引起的面色发黄、头晕眼花、心慌失眠等。
◎用于血虚或血虚兼血瘀引起的女性月经不调、痛经、闭经等。
◎用于血虚便秘。

常用配伍

当归
润肠通便

＋

肉苁蓉
补阳益阴

两者配伍，可加强其温润通便的作用，用于阴虚气弱所致的便秘等。

当归
养血润燥

＋

黄芪
益气生血

两者配伍，有益气生血的作用，多用于劳倦内伤、面赤烦渴、血虚发热及气血不足等症。

人群宜忌 大便稀薄或腹泻者慎用/女性崩漏者慎用。

选购储存

　　市场上用"欧当归"冒充正品当归，其鉴别方法是滴加碘液。正品当归片一般呈黄白色，微翘，质柔韧，中间有浅棕色环纹。"欧当归"是黄白色或灰棕色，质柔韧，断面有纵横纹。如果在"欧当归"的横切面上滴加1～2滴碘液，可见到切片的外周立即变为蓝色；正品当归的横切面滴加碘液后外周则逐渐显出星星点点的蓝色。

保健偏方

　　取当归60克，用清水600毫升煎煮3次，煎为200毫升，每日服用4次，每隔6小时服50毫升。适用于急性乳腺炎，一般早期用药一昼夜症状即可消失。

白芍当归滋肝茶

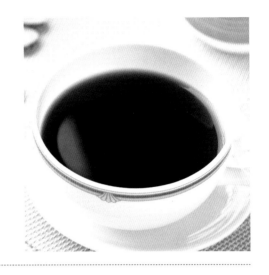

材料： 白芍、熟地黄、当归各适量。

做法： 将白芍、熟地和当归共研碎末，放入容器内，用沸水冲泡，加盖闷泡15～20分钟，去渣后取汁代茶饮。

饮法： 此茶应边饮边加沸水，每天上午和下午各泡服1剂。

当归黄芪补血茶

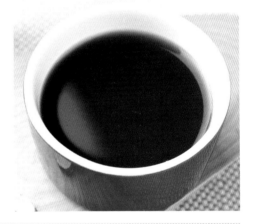

材料： 黄芪30克，当归片6克。

做法： ❶ 将黄芪和当归片用水过滤，放入锅内，加水煎煮，20分钟左右后即可滤渣取汤饮用。

❷ 或者将黄芪、当归共研碎末，然后加入沸水冲泡20分钟后饮用。

饮法： 每日1剂，饮用2～3次。

当归益母茶

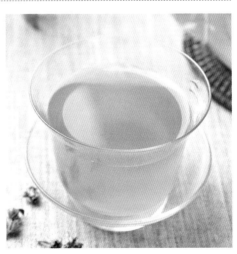

材料： 当归15克，益母草30克。

做法： 将上两味茶材共制粗末，放入杯中，用沸水冲泡，加盖闷泡30分钟左右。

饮法： 代茶饮用，每日1剂。

此茶具有补血活血、调经止痛的功效，适用于气滞血瘀、偏于血瘀型的闭经等症。

山楂

——行气散瘀之要药

性味归经 \ 性微温，味酸、甘；归脾、胃、肝经。

《本草纲目》\ "山楂化饮食，消肉积、痰、痰饮、痞满、吞酸、滞血痛胀。"
《日用本草》\ ："化食积，行结气，健胃宽膈，消血痞气块。"

◎促进消化，用于油腻肉食引起的食积。
◎用于产后瘀阻腹痛、恶露不尽、血瘀、闭经、痛经等。
◎用于疝气或睾丸偏坠疼痛等。

常用配伍

| 山楂 消食导滞 | + | 陈皮 理气健脾 | 两者相配，有理气消食的功效，多用于气滞食积导致的脘腹胀满、食欲不佳等。 |
| 山楂 消积化滞 | + | 川芎 行气止痛 | 两者相配，有行血、导滞、止痛的功效，多用于产后瘀血停阻的儿枕痛等。 |

人群宜忌 脾胃虚弱者及孕妇应慎服/服用滋补药品时忌服。

选购储存

正品山楂，呈球形或梨形，表面深红色，有光泽，满布灰白色细斑点，干品常为3～5毫米厚的横切片，多卷缩不平，果肉深黄色至浅棕色，切面可见5～6粒淡黄色种子，有的种子已脱落，有的片上可见短果柄或下凹的花萼残迹。

保健偏方

山楂30克，枸杞子15克。两者沸水冲泡30分钟，上、下午各1次。适用于慢性胃炎、神经衰弱、眩晕等。

菊楂陈皮茶

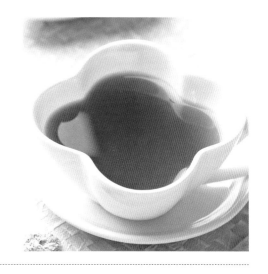

材料： 山楂10克，白菊花、陈皮各5克。

做法： ❶ 将山楂、白菊花、陈皮洗净，沥干备用。

❷ 把洗净的茶材放入杯中，用沸水冲泡，闷泡5分钟左右即可。

饮法： 代茶频饮。

龙井山楂茶

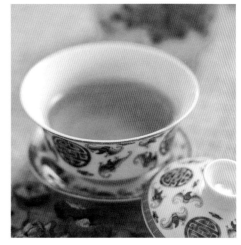

材料： 龙井茶、山楂各5克，陈皮少许。

做法： ❶ 将洗净的山楂、陈皮用200毫升冷矿泉水浸泡4小时以上。

❷ 用盖碗冲泡龙井茶，滤出茶汤，与做法❶中的汤汁一起饮用。

饮法： 代茶频饮。

红花山楂茶

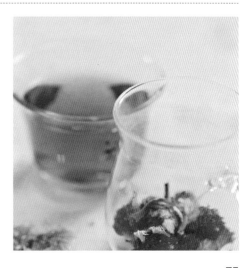

材料： 红花、山楂各5克，千日红2克。

做法： 将上述茶材放入杯中，用沸水冲泡，加盖闷泡5~10分钟即可。

饮法： 代茶温饮，每日1~2剂。

此茶饮适用于胸前闷痛时作时止，舌暗红有瘀点的心脏病患者饮用。

枸杞子

——补肾抗衰老之良药

性味归经 \ 性平，味甘；归肺、肝、肾经。

《本草纲目》\ "滋肾、润肺、明目。"
《神农本草经》\ "久服坚筋骨，轻身不老。"
《本草经疏》\ "为肝肾真阴不足、劳乏内热补益之要药。"

◎用于肝肾阴虚引起的腰膝酸软、头晕目眩、目昏多泪等。
◎用于肝肾不足、阴血亏虚引起的面色暗黄、须发早白、失眠多梦等。
◎用于肺阴虚引起的虚劳咳嗽等。

常用配伍

 枸杞子
养肝明目

+

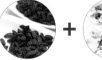 菊花
清凉祛火

两者配伍，相使为用，可加强滋补肝肾、清热明目的作用，多用于肝肾不足所致的头昏眼花，视力模糊等。

枸杞子
滋补肝肾

+

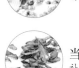 当归
补血活血

两者配伍，具有滋补肝肾、养血活血的作用，多用于肝肾不足所致的腰膝酸痛、遗精等。

人群宜忌 脾胃虚弱、大便稀薄者不宜多食，脾虚有湿及腹泻者忌用。

选购储存

正品枸杞子，呈类纺锤形，略扁，表面鲜红色或暗红色，顶端有凸起的花柱痕，基部有白色的果梗痕，果皮柔韧、皱缩，果肉厚、柔润而有黏性，种子多于20粒，类肾形，扁而翘，表面浅黄色，味甜微酸，嚼后微有苦感，能将唾液染成红色。北方枸杞子，呈椭圆形或类球形，表面红色，无光泽。

保健偏方

枸杞子15克，麦冬10克，菊花9克。用开水冲泡，每日1剂。有滋阴、补心、明目的功效，可以作为糖尿病患者的常用饮料。

沙苑枸杞茶

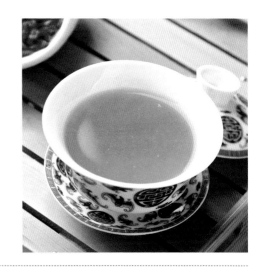

材料：沙苑子10克，枸杞子15克。

做法：❶ 将沙苑子和枸杞子用水过滤。

❷ 将过滤后的茶材放入保温杯，用开水闷泡半小时即可。

饮法：代茶温饮，每日1～2剂。

杞菊决明子茶

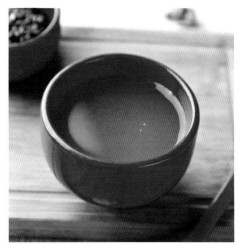

材料：决明子100克，菊花、枸杞子、冰糖各适量。

做法：❶ 将决明子洗净后用小火炒至微黄，待冷却后储存于密封罐中。

❷ 每次取一小茶匙决明子，与菊花、枸杞子一起置于杯中，用热水冲泡。

❸ 饮用时依个人口味添加适量冰糖即可。

饮法：代茶饮用。

夏枯草枸杞茶

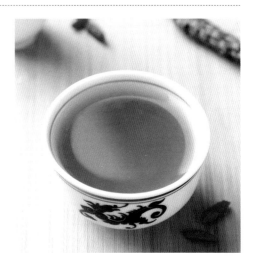

材料：夏枯草、枸杞子各10克，决明子30克，绿茶适量。

做法：❶ 将夏枯草、枸杞子、决明子一起用水过滤，放入锅内，加入500毫升的水煎煮，20分钟左右滤渣取汁。

❷ 过滤的汤汁趁热加入绿茶冲泡，3～5分钟后即可饮用。

饮法：代茶温饮，每日1剂。

板蓝根

——清热解毒必备用药

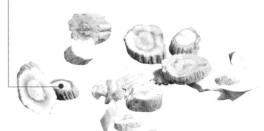

性味归经 \ 性寒，味苦；归肝、胃、肾、膀胱经。

《本草述》\ "治天行大头热毒。"
《本草便读》\ "凉血、清热、解毒、辟疫、杀虫。"
《本草图经》\ "马蓝，连根采之，焙捣下筛，酒服钱匕，治妇人败血甚佳。"

◎用于外感风热或瘟病初起，症见发热头痛、咽喉肿痛等。
◎用于热毒发斑、痄腮、喉痹、大头瘟疫、丹毒、火眼、痈肿等。
◎用于病毒性及细菌性感染疾病。

常用配伍

板蓝根
解毒凉血

＋

胖大海
清热祛痰

两者配伍，相须为用，可加强清热利咽的作用，多用于咽喉肿痛、热病发斑、声音暗哑等症。

板蓝根
凉血利咽
＋
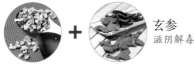
玄参
滋阴解毒

两者配伍，有滋阴利咽、清热解毒的作用，多用于咽喉肿痛、热病发烧、咽干口渴、心烦等症。

人群宜忌 脾胃虚寒而无实火热毒者忌用。

选购储存

板蓝根主要需与爵床科马蓝（南板蓝根）鉴别，区别要点是：前者根呈圆柱形，稍扭曲，根头部膨大；表面呈灰黄色，有纵皱，横长皮孔样突起；质实略软，皮部黄白色，木部黄色。后者根茎呈类圆柱形、多弯曲，分枝多；表面呈灰棕色，有膨大的节，节上有细根或茎残基；质硬而脆，皮部蓝灰色，木部灰蓝色，有髓。

保健偏方

板蓝根18克，研粗末，水煎，代茶饮；或加羌活9克，水煎服；也可用板蓝根冲剂，每次冲服1包，每日2次，连续3日。适用于感冒。

板蓝根茶

材料：板蓝根2克。

做法：❶ 板蓝根洗净后，放入锅中，加入适量水以武火烧开后改文火续煮片刻。

❷ 滤渣取其汤汁饮用。

饮法：每日可服用2次，3天为一个疗程。

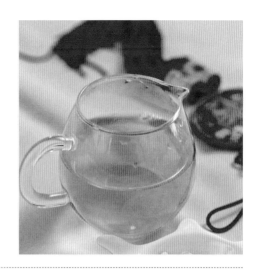

板蓝根羌活茶饮

材料：板蓝根18克，羌活9克。

做法：❶ 将板蓝根研粗末、同羌活一起以水煎。

❷ 滤渣取汁，代茶饮即可。

用法：每次冲服1包，每日2次，连续3日。

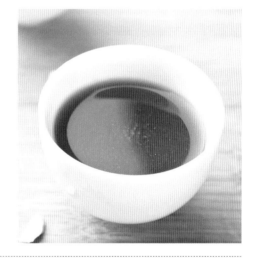

此茶可用于防治感冒。

板蓝大青茶

材料：板蓝根50克，大青叶40克，绿茶30克。

做法：❶ 将所有材料共切成碎末，混匀，每次取用50克（最多可用70克），放入茶杯中，冲入适量沸水，闷泡15分钟。

❷ 也可以用纱布包裹所有茶材，碾压成碎末，每次饮用时直接以茶包入茶。

饮法：代茶频饮，每日1～2剂。

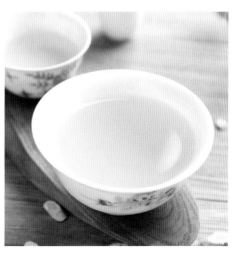

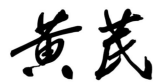

黄芪

——益气补虚，当仁不让

性味归经 \ 性微温，味甘；归脾、肺经。

《神农本草经》\ "黄芪能补虚。"
《本草纲目》\ "耆长也，黄芪色黄，为补者之长故名。"
《本草汇言》\ "黄芪，补肺健脾，卫实敛汗，驱风运毒之药也。"

◎用于脾气虚引起的气短乏力、食欲不振、大便稀薄等。
◎用于肺气虚引起的气短咳嗽、脾肺气虚痰多稀白等。
◎用于体虚多汗、表虚自汗等。
◎用于气血不足疮疡成脓日久不溃等。

常用配伍

黄芪
温补固护
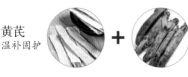
+
人参
补气疗虚

两者配伍，相须为用，可加强甘温补气的作用，多用于体虚所致的多汗、气短乏力、食欲不振等症。

黄芪
益气补虚
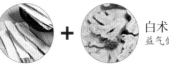
+
白术
益气健脾

两者配伍，有补气健脾的作用，多用于气短懒言、气虚疲弱、倦怠乏力等症。

人群宜忌 胃胀腹胀者忌服。

选购储存

正品黄芪的横断面皮部为黄白色，木部淡黄色，有菊花心，呈放射状纹理及裂隙，嚼之微有豆腥味。伪品一般为圆叶锦葵或药蜀葵根。圆叶锦葵横断面皮部淡黄棕色，木部黄色，嚼之无豆腥味而略带黏性；药蜀葵根皮部白色，木部淡黄色，嚼之无豆腥味。

保健偏方

黄芪、丹参各30克，郁金、何首乌、浙贝母、佛手各20克，白术、桃仁、陈皮各15克。水煎服，每日1剂。适用于脂肪肝。

大枣黄芪茶

材料： 黄芪5克，大枣10克，枸杞子3克，菊花3～5朵。

做法： ❶ 将上述材料研成粉末。

❷ 每日取100～150克，用纱布包好，放入保温瓶中，用沸水冲泡30分钟即可。

饮法： 代茶饮用，每日1剂。

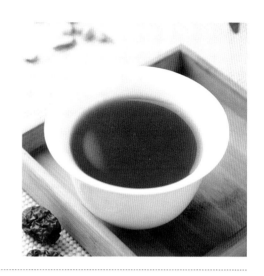

灯心竹叶茶

材料： 淡竹叶30克，灯心草、黄芪各5克。

做法： ❶ 将淡竹叶、灯心草和黄芪分别洗净沥干，切成碎末备用。

❷ 锅中放茶材碎末，加入750毫升清水煮沸，滤渣取汁饮用。

饮法： 每日睡前饮用1次。

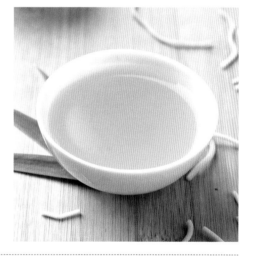

参芪陈蜜茶

材料： 太子参、黄芪各20克，陈皮5克，蜂蜜适量，花茶6克。

做法： ❶ 将太子参、黄芪、陈皮一起用水过滤。

❷ 过滤后的茶材加水约500毫升，煮沸20分钟，滤渣取沸汤冲泡花茶，最后根据个人口味调入蜂蜜饮用。

饮法： 不拘时温饮。

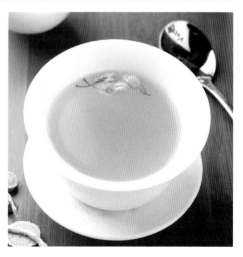

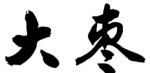

大枣

——天然维生素丸

**性味归经 ** 性温，味甘；归脾、胃、心经。

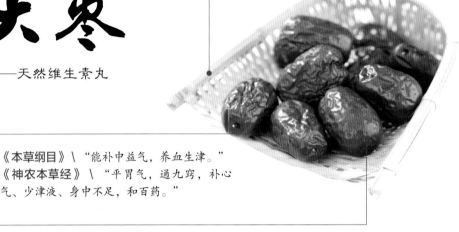

《本草纲目》\ "能补中益气，养血生津。"
《神农本草经》\ "平胃气，通九窍，补心气、少津液、身中不足，和百药。"

◎用于中气不足及脾胃虚弱引起的体倦、乏力、食少等。
◎用于血虚引起的面黄、头晕、眼花、女性月经量少及色淡等。
◎用于心虚肝郁引起的精神恍惚、睡眠不佳、神志失常等。

常用配伍

| 大枣 补脾和胃 | + | 甘草 和中缓急 | 两者配伍，有补心健脾的作用，多用于心脾气虚所致的精神恍惚、悲喜无常、气虚等症。 |
| 大枣 生津养血 | + | 阿胶 滋阴补血 | 两者配伍，有养血、补血、止血的作用，多用于营血不足及各种出血等。 |

人群宜忌 有实热、痰热、湿盛、气滞等症者不宜用。

选购储存

　　小枣皮色深红，大枣皮色紫红。新货以有自然光泽者为佳，陈货以有薄霜者为佳。手攥大枣，感觉坚实，肉质细。手感松软粗糙的是未干透的，质量较差；湿软而粘手的，很潮，不能久贮。剖开大枣，肉色淡黄、细实，没有丝条相连，入口甜糯，则品质好；肉色深黄，核大，有丝条相连，口感粗糙，甜味不足或带酸涩味的品质为次。

保健偏方

　　大枣10个，当归、酸枣仁各5克。水煎服，分早、晚服用。用于产后失眠。

枸杞大枣茶

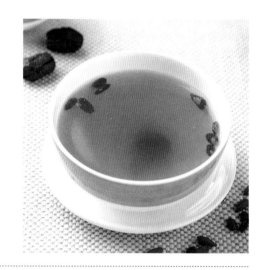

材料：枸杞子20粒，大枣3～4颗。

做法：将枸杞子和大枣放入杯中，用沸水冲泡即可饮用。

饮法：代茶频饮。

此茶饮具有养肾补血、补中益气、健脑安神、清心除烦的功效。

党参大枣茶

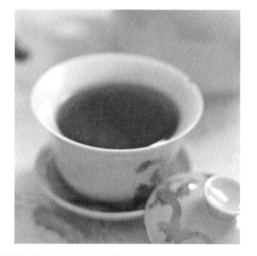

材料：大枣5颗，党参15克。

做法：❶ 党参洗净，切片备用。

❷ 大枣洗净，与党参一起用沸水冲泡，20分钟后即可饮用。

饮法：代茶饮用，每天数次。

此茶饮可温阳益气，比较适合嗜睡、倦怠者饮用。

藿香姜枣茶

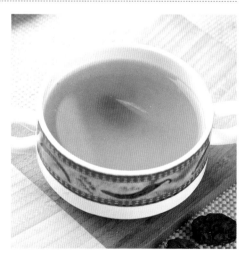

材料：藿香叶15克，姜片5克，大枣、白糖各适量。

做法：❶ 姜片、大枣和藿香叶用水过滤。

❷ 将藿香叶、姜片、大枣用沸水冲泡，静置15分钟后即可饮用。

❸ 饮用时可依个人口味加入适量白糖。

饮法：代茶饮用，每日1～2剂。

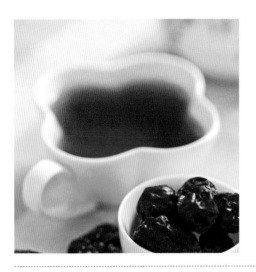

补脾养阴茶

材料： 大枣10颗，乌梅8颗，绿茶少许。

做法： ❶ 绿茶用沸水冲泡后，滤取汁液。
❷ 将大枣和乌梅冲洗干净，放入茶汤中浸泡10分钟即可饮用。

饮法： 代茶饮用。

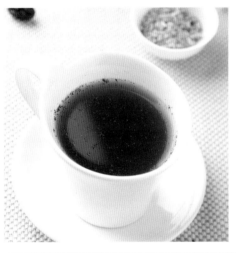

健脾大枣茶

材料： 大枣250克，小茴香120克，姜50克，丁香、沉香各15克，甘草9克，盐适量。

做法： ❶ 将大枣、小茴香、姜、丁香、沉香、甘草共同研成粗末，混合均匀，用沸水冲泡20分钟左右。
❷ 调入少许盐即可饮用。

饮法： 代茶饮用。

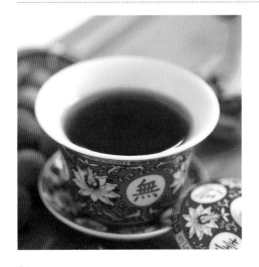

桂圆姜枣养血茶

材料： 桂圆肉3克，大枣3颗，姜50克。

做法： 将大枣去核切碎，姜切成小片，与桂圆肉一起放入容器内，用沸水冲泡，加盖闷15～20分钟，去渣取汁后备用。

饮法： 每剂泡1次，代茶饮，最好将茶材一同嚼烂。

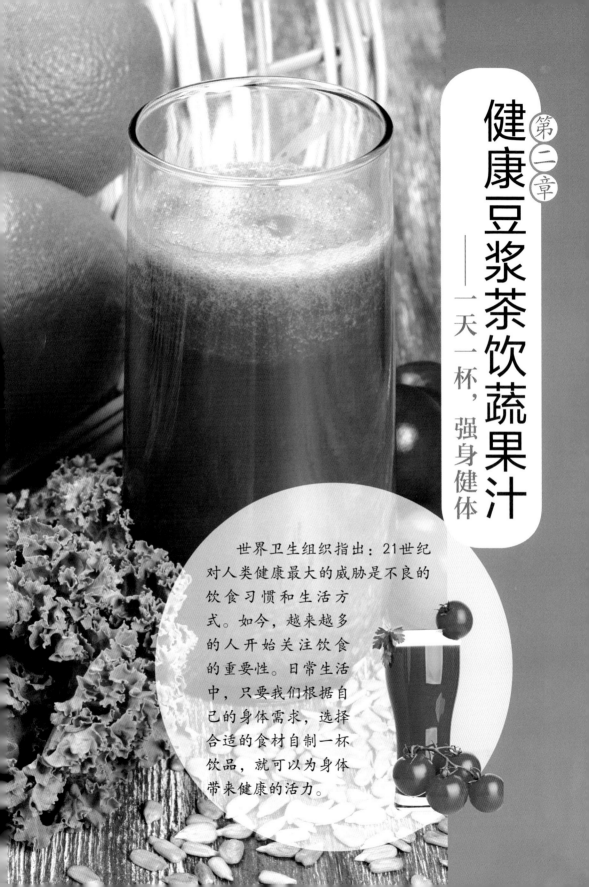

第二章

健康豆浆茶饮蔬果汁

——一天一杯，强身健体

世界卫生组织指出：21世纪对人类健康最大的威胁是不良的饮食习惯和生活方式。如今，越来越多的人开始关注饮食的重要性。日常生活中，只要我们根据自己的身体需求，选择合适的食材自制一杯饮品，就可以为身体带来健康的活力。

健脾养胃 甘味食物 + 黄色食物

胃与脾是人体的重要器官。胃能将饮食化成水谷精微，并将其传送到全身各个部位；脾吸收水谷精微能产生气血滋养全身各个器官，确保其他器官的正常运行；脾有统摄、控制血液的作用，保证血液在血管中正常运行。胃的主要功能则是消化食物和传输养分。

应该吃什么

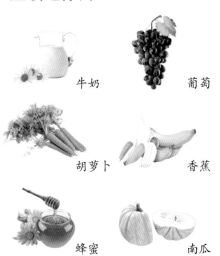

牛奶　　　葡萄

胡萝卜　　　香蕉

蜂蜜　　　南瓜

怎么吃最好

✓ 宜吃具有补脾气作用的食物，如糯米、黑米、高粱、燕麦、南瓜、扁豆、大枣、桂圆、核桃等，最宜补益脾气，对防病保健大有裨益。

✓ 宜吃营养丰富、容易消化的平补食品。

✗ 忌吃性寒凉、易损伤脾气的食品。

✗ 忌吃过于油腻、容易阻碍脾气运化功能的食品。

✗ 忌吃利气消积、容易耗伤脾气的食品。

✗ 忌暴饮暴食。饮食应有规律，三餐定时、定量，以免损伤脾胃。

吃这些很有效

果蔬牛奶汁

材料： 苹果300克，油菜15克，牛奶150毫升，蜂蜜1小匙。

做法： ❶ 苹果洗净后去核、皮，切成小块。

❷ 油菜洗净，切段，备用。

❸ 将苹果块和油菜段一同放入榨汁机中，加入牛奶搅打均匀，倒入杯中。

❹ 调入蜂蜜即可饮用。

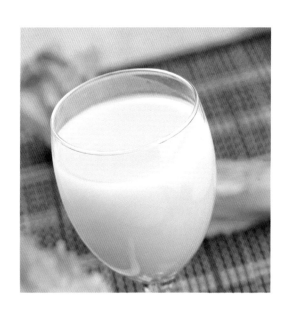

糯米冰糖豆浆

材料：糯米50克，大豆25克，冰糖适量。

做法：❶ 将大豆加适量水浸泡至发软，捞出洗净；糯米洗净。

❷ 将糯米、泡好的大豆一同放入全自动豆浆机中，加适量水煮成豆浆。

❸ 将豆浆过滤，加入适量冰糖调味即可。

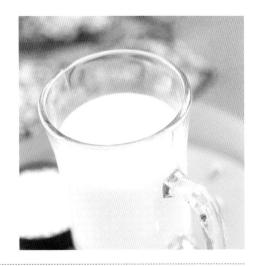

山楂二米豆浆

材料：小米30克，糙米20克，山楂片10克，大豆浆100毫升，冰糖适量。

做法：❶ 小米洗净，泡软；山楂片洗净。

❷ 将泡好的小米、糙米和山楂片一同放入全自动豆浆机，加入大豆浆及适量清水煮成豆浆。

❸ 趁豆浆温热时，加入冰糖调味即可。

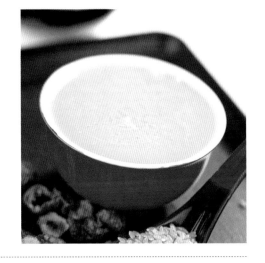

清爽解腻茶

材料：乌梅、山楂各3克，甘草、玫瑰花各1克。

做法：把所有茶材洗净后，用沸水冲泡15分钟左右即可。

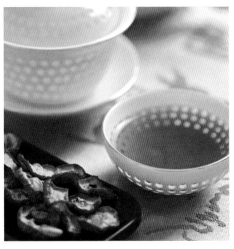

　　此茶具有助消化，去油腻的作用，适于平时吃太多大鱼大肉的人群。

养心安神 甘味食物 + 红色食物

养心安神是指安定神志、蓄养精神，是中医学上用以治疗神志不安的一种方法。养心安神适用于治疗心肝血虚或心阴不足所致的心悸、怔忡、失眠、多梦、神情恍惚等症。对于精神疲惫、失眠多梦、心神不宁、头晕、心慌、烦躁、惊狂等症状，可服用具有养心安神功效的饮食来调养。

应该吃什么

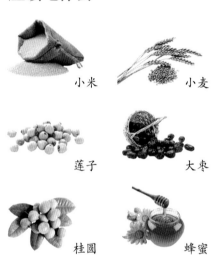

小米　　小麦

莲子　　大枣

桂圆　　蜂蜜

怎么吃最好

◯ 经常出现心悸、失眠、多梦、心神不宁等症状的人饮食宜清淡。

◯ 酸枣仁、柏子仁、远志、首乌藤、珍珠、天麻、冰片、菊花、人参、西洋参、黄芪、石菖蒲等药材都具有养心安神的作用，可用来制作养生食谱或茶饮。

◯ 莲子有很好的养心安神功效，因遗精等引起的睡眠不安、易醒、易惊、多梦、易怒者，在睡前不妨饮莲子汤。

✖ 忌喝茶、咖啡等兴奋性饮料，以免加重心神不安的症状。

吃这些很有效

小米米糊

材料：小米30克，玉米糁25克，白糖适量。

做法：❶ 将小米和玉米糁分别浸泡至软，淘洗干净。

❷ 将小米和玉米糁一同放入米糊机中，加入适量清水，待米糊制作好后倒入碗中。

❸ 加入适量白糖即可。

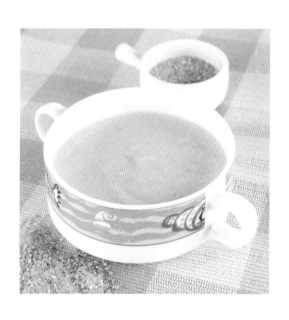

莲子绿豆米糊

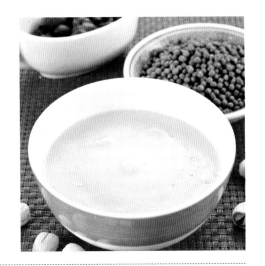

材料：粳米、绿豆各30克，燕麦片40克，熟花生、去芯莲子各20克，核桃仁15克，白糖适量。

做法：❶ 将粳米、绿豆、莲子浸泡至软，淘洗干净。

❷ 将除白糖外的所有材料一同放入米糊机中制成米糊。

大枣花生米糊

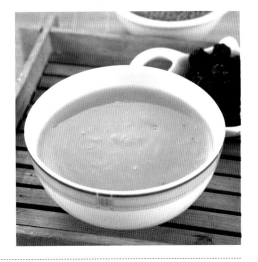

材料：小米50克，大枣、熟花生各20克，白芝麻15克，红糖适量。

做法：❶ 将小米浸泡至软，淘洗干净。

❷ 将除红糖外的所有材料一同放入米糊机中，加入清水，制成米糊。

❸ 加入红糖调味即可。

莲子花生豆浆

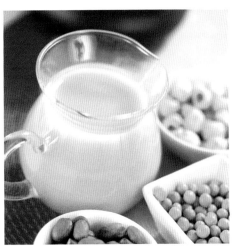

材料：大豆100克，莲子、花生各30克，冰糖适量。

做法：❶ 大豆、莲子、花生分别加水泡至发软，捞出洗净；莲子去芯，切丁；冰糖捣碎。

❷ 将莲子丁、大豆、花生放入全自动豆浆机中，加入适量水煮成豆浆。

❸ 将豆浆过滤，加入冰糖调味即可。

健脑益智 多食五谷 ＋ 合理饮食

　　脑部血液、氧气供应不足容易导致记忆力减退、对外界事物反应迟钝；老年人由于脑细胞功能退化而易患阿尔茨海默病；频繁用脑的青年人如果用脑过度而又不能及时为脑部补充营养，也容易出现大脑反应迟钝的现象。当出现以上几种情况时，就是身体在提醒你，该为大脑补充营养了，这时要多吃些具有健脑益智作用的食物。

应该吃什么

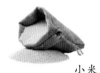

小米　　　　黑米

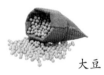

大豆　　　　香蕉

核桃　　　　菠萝

怎么吃最好

⊘ 五谷杂粮具有消除疲劳、提高记忆力的功效，是很好的健脑食物，宜经常食用。

⊘ 多吃具有健脑益智作用的坚果，如核桃、松子、开心果等。

⊘ 多吃可以缓解脑力和神经过度疲劳的食物，以改善大脑缺氧状况，增强记忆力，如洋葱、辣椒、白菜、姜、香蕉、菠萝、梨、鱼类等。

⊘ 宜经常食用富含铁及有补血造血功效的食物。

✕ 饮食要有节制，忌暴饮暴食。

吃这些很有效

腰果核桃奶汁

材　料：核桃5个，腰果50克，椰奶200毫升，白糖适量。

做　法：❶ 核桃取仁，与腰果一起用磨粉机磨成粉状。

❷ 将做法❶中制成的粉与椰奶一起搅打均匀。

❸ 加入适量白糖调味即可。

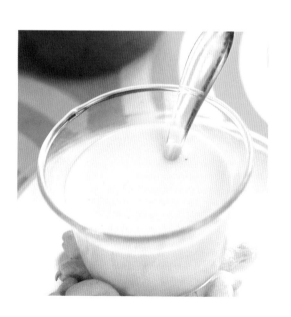

洋葱果菜汁

材料： 洋葱半个，苹果1个，芹菜100克，胡萝卜半根，甘蔗汁适量。

做法： ❶ 洋葱去皮，切块；苹果洗净，去皮，切块；芹菜洗净，切段；胡萝卜去皮，切块。

❷ 将除甘蔗汁外的所有材料及凉开水一起放入榨汁机中榨汁，再加入甘蔗汁调味，混合搅拌均匀即可。

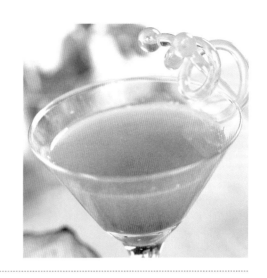

核桃楂米豆浆

材料： 大豆浆200毫升，山楂片、小米各20克，核桃仁10克，白糖适量。

做法： ❶ 将山楂片洗净，晒干或烘干，研成末；小米淘洗干净，沥干；核桃仁用温水浸泡1～2小时，磨成浆状。

❷ 待大豆浆煮沸3～5分钟后，兑入核桃仁浆煮沸，加入小米、山楂末搅拌均匀。

❸ 将豆浆过滤，加入白糖调味即可。

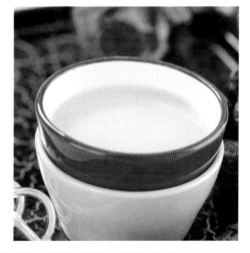

黑芝麻黑米豆浆

材料： 黑米、黑芝麻各10克，花生60克，白糖适量。

做法： ❶ 将黑豆浸泡至软，洗净；黑米洗净，浸泡2小时；花生洗净；黑芝麻洗净后沥干水分，擀碎。

❷ 把泡好的黑豆、黑米、花生和黑芝麻末一同倒入全自动豆浆机中，加入适量水煮成豆浆，加白糖调味即可。

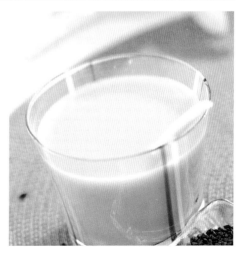

滋阴壮阳 咸味食物 ＋ 黑色食物

古人认为，阴阳是两种相对的事物，彼此相互依存、相互为用、此消彼长。当人体内的阳多于阴时，就会发生阳证的病理变化，这时候就需要滋阴；当人体内的阴多于阳时，就会发生阴证的病理变化，此时就需要通过饮食调节或辅助治疗来壮阳，以实现体内的阴阳调和。

应该吃什么

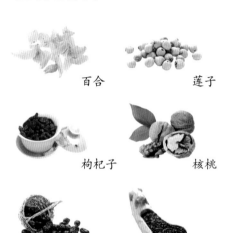

百合　　　　　莲子

枸杞子　　　　核桃

大枣　　　　　黑芝麻

怎么吃最好

◎ 宜适量吃些具有滋阴作用的食物。

◎ 阳痿患者宜多吃具有补肾壮阳作用的食物及药材，如羊腰、羊肉、羊骨、鹌鹑、泥鳅、虾、海参、核桃、大枣、韭菜、芝麻、核桃、鹿茸、杜仲、菟丝子等。

◎ 具有补阳功效的食物大多较温燥，凡阴虚火旺及发热者应忌食；滋阴类食物较滋腻，因此，胸闷、食少、便泻、舌苔厚腻者不宜食用。

❌ 阳虚者要忌食过于寒凉的食物，少饮酒，少吃辛辣刺激及黏腻的食物。

吃这些很有效

扁豆莴笋米糊

材料：小米、大豆各30克，莴笋、白扁豆、盐各适量。

做法：❶ 将小米、大豆、白扁豆泡软洗净；莴笋洗净，去皮，切丁。

❷ 将做法❶的所有材料放入米糊机中，加入适量清水，制成米糊。

❸ 加盐调味即可。

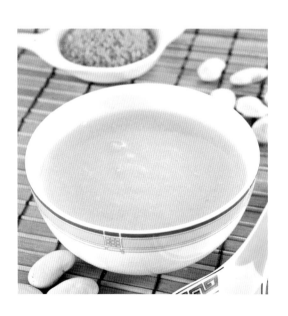

花生豆腐米糊

材料: 粳米100克,熟花生、豆腐各30克,鸡肝2只,盐适量。

做法: ❶ 将粳米泡软洗净;豆腐、鸡肝洗净,切丁。

❷ 将除盐外的材料一同放入米糊机中,加入适量清水,制成米糊。

❸ 加入盐调味即可。

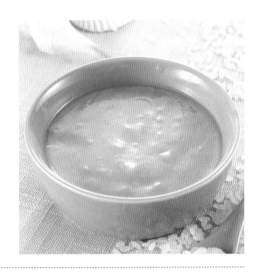

牛奶银耳米糊

材料: 粳米80克,牛奶150毫升,水发银耳20克,雪梨丁50克,熟花生、白糖各适量。

做法: ❶ 将粳米泡软洗净;银耳洗净,撕小朵。

❷ 将除白糖外的材料一同放入米糊机中制成米糊。

❸ 加入白糖调味即可。

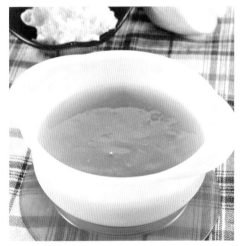

百合莲子绿豆浆

材料: 大豆30克,绿豆20克,百合10克,莲子15克。

做法: ❶ 将大豆用清水浸泡至软,洗净;绿豆淘洗干净,用清水浸泡4~6小时;百合洗净,泡发,切碎;莲子洗净,泡软。

❷ 将全部材料一同倒入全自动豆浆机中,加入适量水煮成豆浆即可。

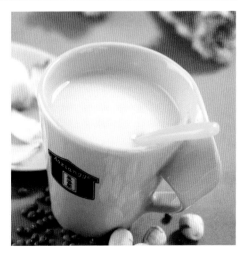

益气补血 红色食物 ✚ 药食同源

中医认为，人是由气、血、津液等基本物质构成的，气在人体中不断运动，能够为人体提供活力和能量；血在人体中担任着运输养分的重要作用。只有将气血调理顺畅，才能达到养生保健的目的。脏腑组织可以生气血，但如果气血不足，也会影响脏腑组织的正常工作，从而导致疾病的发生。

应该吃什么

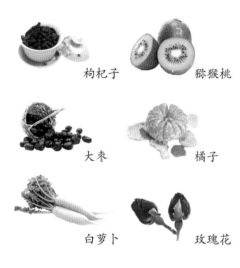

枸杞子

猕猴桃

大枣

橘子

白萝卜

玫瑰花

怎么吃最好

💚 气血不足者可适当通过中药加以调养。当身体出现气的病变时，可用人参、麦冬、玫瑰花、菊花、黄芪等来制作粥膳加以调理；而血虚者可用当归、枸杞子、鸡血藤等中药来制作药膳。

💚 血虚体质的人平时宜多吃富含铁和维生素C的食物。

💚 气虚者可在秋冬季节多吃白萝卜、大枣、排骨等补气的食物。

❌ 补血类食物性质多偏于黏腻，平时体肥多痰、胸闷、腹胀或食少便溏者要慎用。

吃这些很有效

薏米红豆米糊

材料：粳米、薏米各50克，红豆40克，白糖适量。

做法：❶ 将粳米、薏米、红豆分别浸泡至软，洗净。

❷ 将做法❶中的粳米、薏米和红豆一同放入米糊机中，加入适量清水，制成米糊。

❸ 加入白糖调味即可。

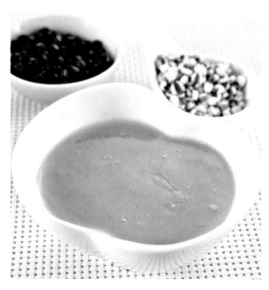

大豆黄芪豆浆

材料：大豆60克，黄芪25克，大米20克，蜂蜜适量。

做法：❶ 将大豆用清水浸泡至软，洗净；大米淘洗干净；黄芪洗净，煎汁备用。

❷ 将大豆、大米一同倒入全自动豆浆机中，淋入黄芪汁，加适量清水煮成豆浆。

❸ 将豆浆过滤，加蜂蜜调味即可。

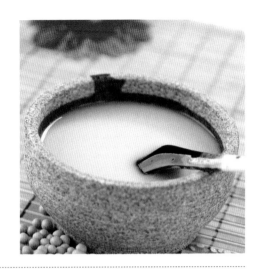

玫瑰花油菜豆浆

材料：大豆50克，黑豆25克，油菜20克，玫瑰花适量。

做法：❶ 将大豆、黑豆分别用清水浸泡至软，洗净；玫瑰花洗净，用水泡开，切末；油菜择洗干净，切末。

❷ 将全部材料一同倒入全自动豆浆机中，加入适量水煮成豆浆即可。

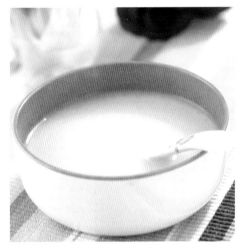

大枣枸杞豆浆

材料：大豆100克，大枣、枸杞子、白糖各适量。

做法：❶ 将大豆加适量水浸泡至发软，捞出洗净；大枣、枸杞子分别洗净，加温水泡发。

❷ 将泡好的大豆、大枣、枸杞子一同放入全自动豆浆机中，加入适量水煮成豆浆。

❸ 将豆浆过滤，加入适量白糖调味即可。

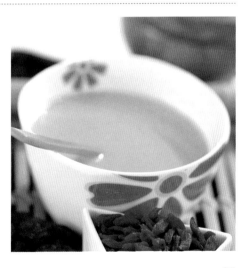

清热解表 清淡饮食 + 多食蔬果

中医所说的热证可分为表热证和里热证两种。表热证的特点是发热，但时有恶寒；里热证是由外邪内传入里化热或因内郁热所致的一类症候群，主要表现为发热、恶热、口渴、心烦口苦、呼吸急促、小便短赤、大便干结或兼有便秘、腹胀、舌苔发黄等。

应该吃什么

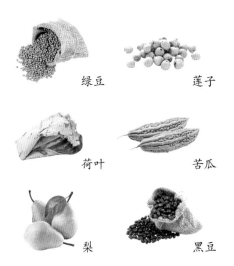

绿豆　　　　　莲子

荷叶　　　　　苦瓜

梨　　　　　黑豆

怎么吃最好

☑ 具有清热作用的食物有绿豆、莲子、荷叶、苦瓜等；具有解表作用的食物有葱、香菜、豆豉、胡椒等。

☑ 患有表热证者往往食欲不振、恶心呕吐，所以解表患者饮食宜清淡、易消化，切忌油腻、燥热。

☑ 解表类食物一般在解热、消炎方面均有一定的作用，因此，当体温过高及感染扩散时宜用解表类食物加以辅助食疗。

✖ 清热类食物多属寒凉，不宜多服久服，以免损伤阳气。

吃这些很有效

冬瓜皮蛋米糊

材料：粳米80克，冬瓜40克，水发腐竹段30克，皮蛋2个（去壳），盐适量。

做法：❶ 将粳米浸泡至软，洗净；冬瓜去皮，去籽，切丁；皮蛋切丁。

❷ 将除盐外的材料一同放入米糊机中制成米糊。

❸ 加盐调味即可。

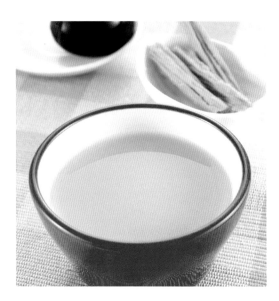

蜜桃黑豆米糊

材料：粳米60克，黑豆40克，西瓜、水蜜桃块各30克，鲜百合15克，白糖适量。

做法：❶ 将粳米、黑豆浸泡至软，洗净；西瓜去皮，去籽，取瓤。

❷ 将除白糖外的材料一同放入米糊机中，加入适量清水，制成米糊。

❸ 加白糖调味即可。

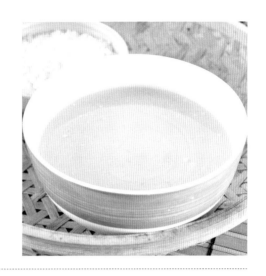

杏仁莲藕米糊

材料：粳米、糯米各30克，熟杏仁20克，莲藕块、李子各25克，白糖适量。

做法：❶ 将粳米、糯米泡软洗净；李子洗净，切丁。

❷ 将除白糖外的所有材料放入米糊机中，加入适量清水，制成米糊。

❸ 加入白糖调味即可。

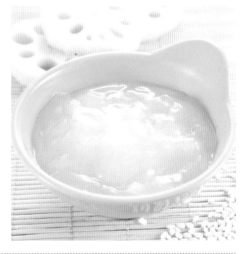

薄荷绿茶

材料：鲜薄荷5~6片，绿茶、冰块、糖水、蜂蜜各适量。

做法：❶ 将绿茶用沸水冲泡好，滤取茶汁。

❷ 将冰块加入带盖的杯中，依次加入蜂蜜、薄荷、糖水，最后将绿茶倒入杯内，盖上盖子，用震摇法来回摇动8~10次后即可饮用。

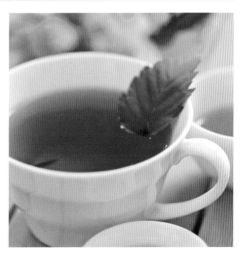

生津润燥 多食蔬果 ＋ 忌食辛辣

　　津液是指除了血以外的所有体液，是脾脏将水的精华气化而成的。津液可通过体内各个"通道"被送往全身，并具有滋润身体各个部位的功能。营养不良、不卫生的饮食、脾胃异常、因热邪入侵损伤津液、津液随汗过量排出等都可能导致津液不足。

应该吃什么

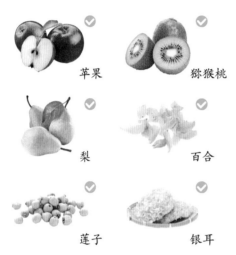

苹果

猕猴桃

梨

百合

莲子

银耳

怎么吃最好

- 酸味具有生津的作用，因此宜多吃些酸味的水果。
- 夏季宜多喝绿豆汤。
- 多吃具有滋阴补虚功效的食物，如鸭肉、甲鱼、黑鱼、螃蟹、蛤蜊、豆腐等。
- 新鲜蔬果含有丰富的水分，能为人体补充津液，宜多吃。
- 宜常服蜂蜜。蜂蜜具有润燥的功效，还能有效预防便秘。
- ✗ 在饮食调理上，不宜吃辛味大热的食物，如葱、姜、蒜、辣椒等。

吃这些很有效

枸杞百合米糊

材料：粳米、薏米各50克，水蜜桃20克，鲜百合片、去芯莲子、枸杞子各适量。

做法：❶ 将粳米、薏米、莲子泡软洗净；水蜜桃洗净，切块。

❷ 将所有材料一同放入米糊机中，加入适量清水，制成米糊。

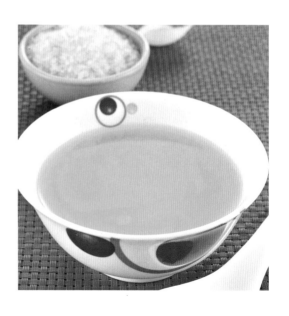

西瓜草莓豆浆

材料：豆浆100毫升，西瓜20克，草莓10克，酸奶适量。

做法：❶ 将西瓜去皮、籽，切小块；草莓洗净备用。

❷ 将西瓜块、草莓和豆浆一同放入全自动豆浆机中，继续煮成豆浆。

❸ 待豆浆稍凉，加入酸奶即可。

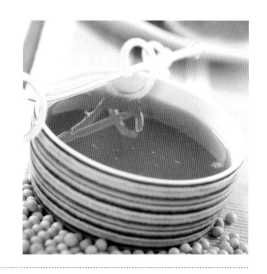

豆浆猕猴桃羹

材料：豆浆、猕猴桃汁各150毫升，白糖、干淀粉各适量。

做法：❶ 将猕猴桃汁与干淀粉调成芡汁。

❷ 将豆浆煮沸后继续煮3分钟，加入白糖和猕猴桃淀粉芡汁搅匀，再次煮沸后晾凉即可。

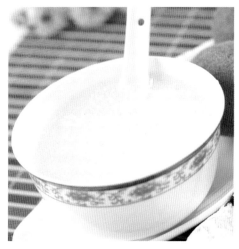

梅子绿茶

材料：绿茶10克，青梅1颗，冰糖1大匙。

做法：❶ 将冰糖加入沸水中熬化，再加入绿茶浸泡约5分钟。

❷ 滤出茶汁，加入青梅拌匀即可饮用。

❸ 或者将青梅洗净去核，榨成青梅汁；绿茶用沸水冲泡5分钟滤出茶汤，和青梅汁搅拌均匀，加入冰糖至溶化后即可饮用。

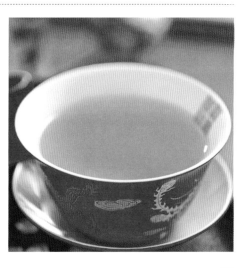

增强免疫力 多食五谷 ✚ 新鲜蔬果

　　免疫力是人体自身的防御机制，是人体识别和消灭外来侵入的异物（如病毒、细菌等），处理衰老、损伤、死亡、变性的自身细胞，以及识别和处理体内突变细胞和被病毒感染细胞的能力。人体的免疫力一旦减退就会经常染病，因此，建议免疫力低下者要重视食疗与恰当的饮食营养，尽量通过饮食调理来提高免疫力。

应该吃什么

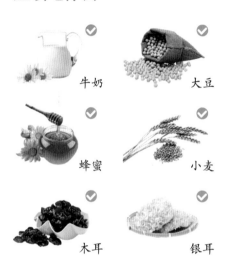

牛奶　　　　　大豆

蜂蜜　　　　　小麦

木耳　　　　　银耳

怎么吃最好

◎ 宜多吃菇类，尤其是香菇、草菇、金针菇等。

◎ 宜多食用牛奶及豆制品。牛奶和豆制品中含有酪蛋白和乳清蛋白，可增强呼吸道及内脏器官抗感染能力。

◎ 宜常服花粉和蜂蜜。

◎ 宜常吃新鲜的黄绿色蔬菜和水果等。

◎ 五谷类食物含有多糖、B族维生素及维生素E等，能清除人体内的自由基，增强免疫细胞的功能。

✖ 每天忌过量饮酒。

吃这些很有效

大枣萝卜米糊

材料： 粳米、糙米各50克，胡萝卜30克，去核大枣15克，白糖适量。

做法： ❶ 将粳米、糙米分别浸泡至软；胡萝卜洗净，切丁。

❷ 将除白糖外的所有材料一同放入米糊机中，加入清水，制成米糊。

❸ 加入白糖调味即可。

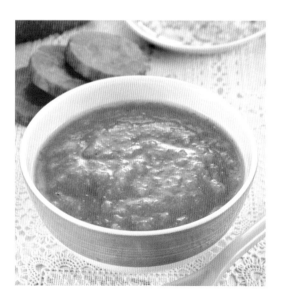

菠萝橙子草莓汁

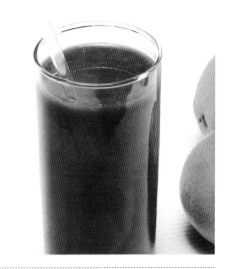

材料：橙子1个，菠萝150克，草莓10颗，小西红柿5个。

做法：❶ 橙子去皮后切成4瓣，再切成小块；小西红柿洗净。

❷ 菠萝去皮，洗净，切小块。

❸ 草莓洗净，与其他水果交错地放入榨汁机中榨成汁即可。

木瓜猕猴桃果汁

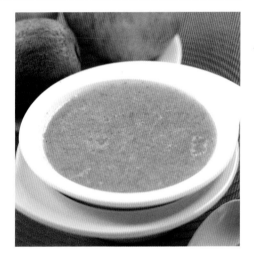

材料：猕猴桃1个，菠萝、苹果、木瓜各半个，蜂蜜少许。

做法：❶ 猕猴桃、菠萝、苹果、木瓜洗净后去皮，切成小块。

❷ 将除蜂蜜外的所有材料与水一同放入榨汁机中搅打均匀。

❸ 再加入适量蜂蜜调匀即可食用。

红黄甜椒汁

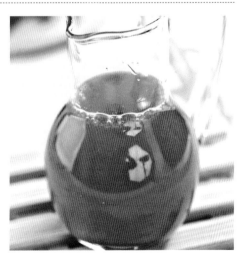

材料：红甜椒、黄甜椒各半个。

做法：❶ 红甜椒、黄甜椒均洗净，对半剖开，去籽，切成长条状，备用。

❷ 将红甜椒、黄甜椒条加水，放入榨汁机中打成汁。

❸ 倒入半杯凉开水调匀即可。

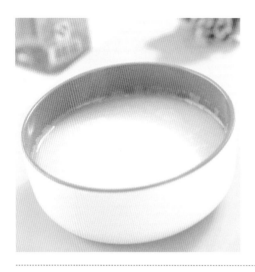

薄荷蜂蜜豆浆

材料：大豆80克，鲜薄荷、蜂蜜各适量。

做法：❶ 将大豆用清水浸泡至软后洗净；鲜薄荷洗净，切碎末。

❷ 将泡好的大豆和薄荷末一同倒入全自动豆浆机中，加适量水后煮成豆浆。

❸ 将豆浆过滤后晾至温热，最后加蜂蜜调味即可。

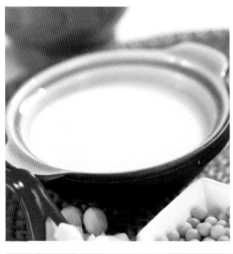

百合莲子甜豆浆

材料：大豆60克，百合、莲子各5克，冰糖适量。

做法：❶ 将大豆、百合、莲子分别加水泡至软后捞出，洗净。

❷ 将泡好的大豆、百合、莲子一同放入全自动豆浆机中，加适量水煮成豆浆。

❸ 将豆浆过滤，加入冰糖调味即可。

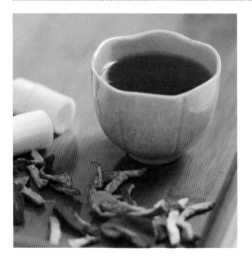

葱白陈皮茶

材料：葱白、陈皮各30克，蜂蜜适量。

做法：❶ 葱白洗净，切成段；陈皮洗净。

❷ 将上述茶材一起放入砂锅内以小火煎煮10分钟左右，滤渣取汁。

❸ 最后用蜂蜜调味即可饮用。

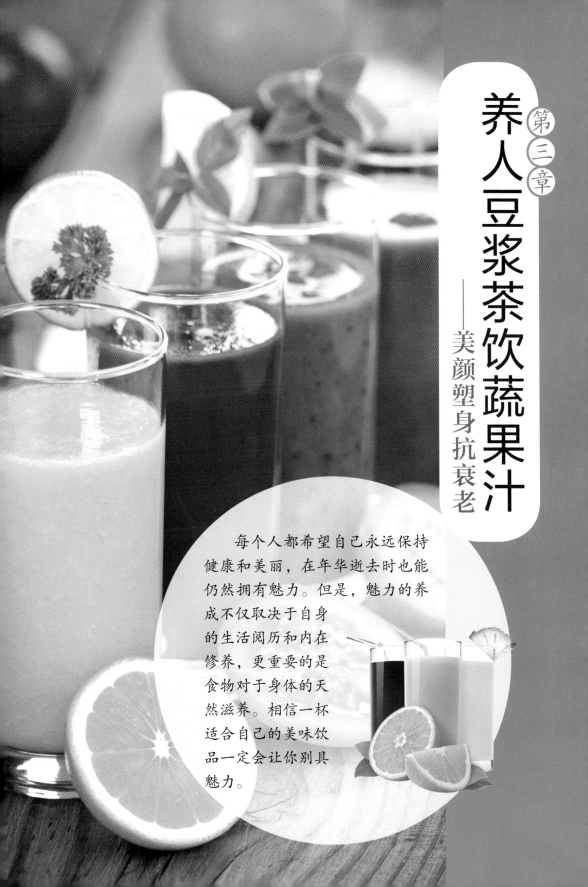

养人豆浆茶饮蔬果汁

第三章

——美颜塑身抗衰老

　　每个人都希望自己永远保持健康和美丽，在年华逝去时也能仍然拥有魅力。但是，魅力的养成不仅取决于自身的生活阅历和内在修养，更重要的是食物对于身体的天然滋养。相信一杯适合自己的美味饮品一定会让你别具魅力。

美颜护肤 滋阴活血食物 ＋ 多饮水

面部暴露在空气中，当外邪侵犯人体时，面部所受的影响最大。另外，人体内部脏腑、阴阳、气血一旦失调，就会郁阻于面部经络，影响容颜的美丽。面部能够反映出机体的健康状况。因此，当面部出现问题时，不能单单只解决肌肤问题，更要关注身体的健康。只有解决影响容颜的内部因素，才能使肌肤重现美丽与润泽。

应该吃什么

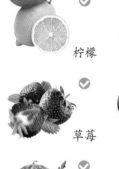

柠檬　　　　　　樱桃

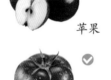

草莓　　　　　　苹果

西瓜　　　　　　西红柿

怎么吃最好

☑ 宜根据肤质选择食物。油性皮肤者适宜选用凉性、平性的食材，可适当食用具有清热作用的食物；中、干性皮肤者适宜食用碱性食物，可选用具有活血化瘀及补阴类的食物。

☑ 宜多饮用豆浆、牛奶、蜂蜜水等能使肌肤嫩白的食物。

☑ 宜多饮水。饮水能使肌肤组织的细胞水量充足，使肌肤富有弹性，让皮肤水嫩。

✘ 过敏性肤质者忌吃香椿、韭菜、鱼、虾等"发物"，以免诱发肌肤过敏。

吃这些很有效

杏仁菊花米糊

材料：粳米50克，薏米30克，熟杏仁20克，干菊花15克，菠菜段10克，盐适量。

做法：❶ 将粳米、薏米分别浸泡至软，洗净；干菊花洗净，撕小片。

❷ 将除盐外的材料一同放入米糊机中制成米糊。

❸ 加入盐调味即可。

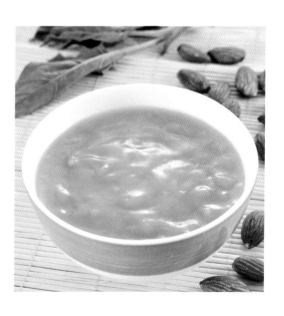

大枣养颜豆浆

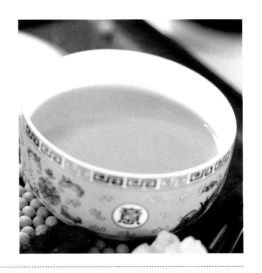

材料： 大豆50克，大枣、莲子各10克，花生、冰糖各适量。

做法： ❶ 将大豆加水浸泡至软，捞出洗净；大枣洗净，去核；莲子加温水泡开；冰糖捣碎。

❷ 将大豆、大枣、莲子与花生一同放入全自动豆浆机中，加入适量水煮成豆浆。

❸ 将豆浆过滤，放入碎冰糖调味即可。

松子杏仁豆浆

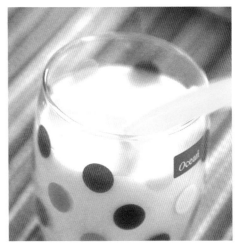

材料： 大豆50克，松子10克，甜杏仁5克，冰糖适量。

做法： ❶ 将大豆用清水浸泡至软，捞出洗净，备用。

❷ 将泡好的大豆、甜杏仁和松子一同放入全自动豆浆机中，加入适量水煮成豆浆。

❸ 趁热加入冰糖调味即可。

木瓜银耳豆浆

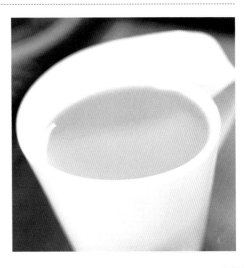

材料： 大豆50克，木瓜20克，银耳10克，冰糖适量。

做法： ❶ 将大豆用清水泡软，洗净；木瓜去皮，切块；银耳浸泡1小时，洗净后撕块。

❷ 将大豆和木瓜块、银耳块一同放入全自动豆浆机中，加入适量水煮成豆浆。

❸ 将豆浆过滤，加冰糖调味即可。

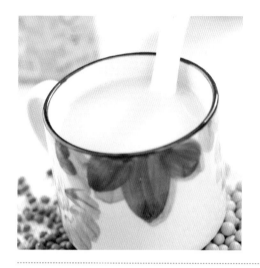

蜂蜜养颜豆浆

材料：大豆40克，绿豆35克，蜂蜜40克。

做法：❶ 将大豆、绿豆分别浸泡至软，捞出，洗净。

❷ 将泡好的大豆和绿豆一同放入全自动豆浆机中，加入适量水煮成豆浆。

❸ 待豆浆稍凉，加入蜂蜜调味即可。

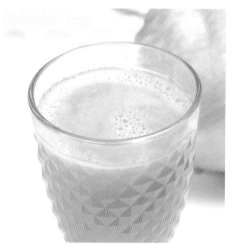

圆白菜柠檬汁

材料：圆白菜1/4个，柠檬2个，蜂蜜适量。

做法：❶ 圆白菜洗净，切成条状；柠檬去皮，切小块。

❷ 将圆白菜条、柠檬块一同放入榨汁机中榨汁。

❸ 最后加入蜂蜜调味即可。

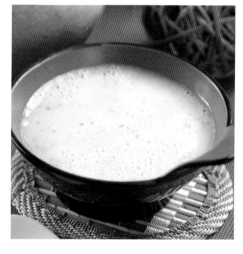

美颜芒果梨汁

材料：芒果100克，梨、菠萝各50克，蜂蜜半小匙。

做法：❶ 将梨、芒果、菠萝分别去皮，切成小块。

❷ 将除蜂蜜外的所有材料及适量凉开水一同放入榨汁机中搅打均匀。

❸ 加入蜂蜜调味即可。

美颜紧肤芒果汁

材料：芒果50克，猕猴桃25克，柠檬适量，胶原蛋白粉少许。

做法：❶ 将猕猴桃、芒果、柠檬洗净后去皮，切块。

❷ 将除胶原蛋白粉外的材料放入榨汁机中，加入胶原蛋白粉、凉开水混合搅打均匀即可。

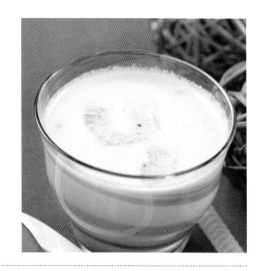

粉嫩美肌橙子汁

材料：胡萝卜、橙子各50克，猕猴桃30克，枸杞子10克，珍珠粉1小匙。

做法：❶ 将枸杞子泡软；猕猴桃、胡萝卜、橙子分别去皮，切片。

❷ 将猕猴桃片、胡萝卜片、橙子片放入榨汁机中，加入凉开水、枸杞子和珍珠粉，搅打均匀即可。

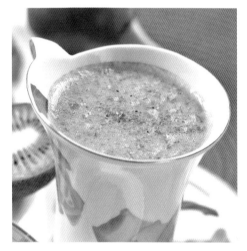

柠檬美白西瓜汁

材料：西瓜、菠萝各50克，油菜5克，柠檬半个。

做法：❶ 将油菜洗净，切段；西瓜及菠萝去皮后切块；柠檬洗净，切片。

❷ 将所有处理过的材料放入榨汁机中，加入少许凉开水一起混合均匀即可。

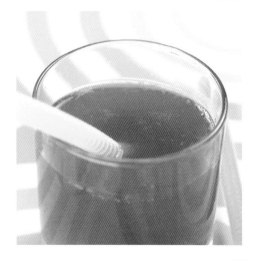

排毒祛痘 适当饮水 + 多食蔬果

　　痤疮、青春痘是体内毒素影响到肌肤的表现。进入青春期后，很多人的脸上逐渐冒出很多"痘痘"，有时还伴有痒痛及黑头粉刺。若想皮肤美丽，就应尽早排毒祛痘。中医认为，青春痘的治疗应采用清热、解毒、祛风、凉血、利湿的方法，因此可通过食用具有清热解毒等功效的食物，达到排毒祛痘的目的。

应该吃什么

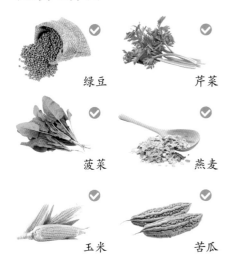

绿豆　　　　　　芹菜

菠菜　　　　　　燕麦

玉米　　　　　　苦瓜

怎么吃最好

- 宜多吃绿豆汤、空心菜、苦瓜、冬菇等具有清热凉血作用的食物，可预防因体内燥热引起的青春痘、暗疮等。
- 宜多吃韭菜、芹菜、菠菜、茼蒿、莴笋、燕麦、玉米等富含膳食纤维的食物。膳食纤维可促进肠道蠕动，使毒素随粪便排出体外，防止由于毒素沉积而导致的青春痘。
- 饮食要合理。
- ✕ 脸上容易长痘痘的人，忌食辛辣的食物，如蒜、辣椒等。

吃这些很有效

燕麦甘薯米糊

材料：小米、大豆各30克，燕麦片20克，甘薯15克，白糖适量。

做法： ❶ 将小米、大豆分别浸泡至软；甘薯切丁。

❷ 将除白糖外的所有材料一同放入米糊机中，加入清水，制成米糊。

❸ 加入白糖调味即可。

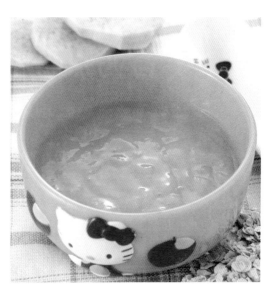

玉米纯豆浆

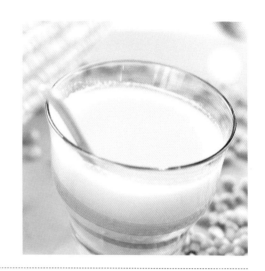

材料： 大豆30克，玉米粒60克。

做法： ❶ 将大豆用清水浸泡至软后洗净；玉米粒淘洗干净，用清水浸泡至软。

❷ 将玉米粒和泡好的大豆一同倒入全自动豆浆机中，加适量水煮成豆浆即可。

> 玉米中含有丰富的膳食纤维，可以促进胃肠蠕动，起到防治便秘、排毒瘦身的效果。

玉米红豆豆浆

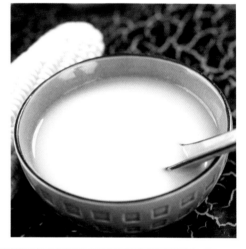

材料： 大豆25克，玉米渣、红豆各30克。

做法： ❶ 大豆用清水浸泡至软后洗净；红豆淘洗干净，用清水浸泡至软；玉米渣淘洗干净，用清水浸泡2小时。

❷ 把浸泡好的大豆、玉米渣和红豆倒入全自动豆浆机中，加适量水煮成豆浆即可。

芹菜豆浆

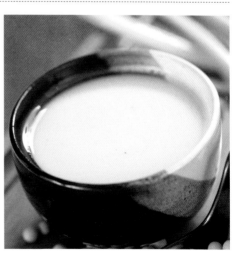

材料： 大豆60克，芹菜35克。

做法： ❶ 将大豆用清水浸泡至软后洗净，备用；芹菜洗净后切小粒。

❷ 将泡好的大豆和芹菜粒一起放入全自动豆浆机中，加入适量清水做成豆浆即可。

> 芹菜中的纤维含量很高，可以起到清肠排毒的作用。另外，芹菜也有防癌抗癌的功效。

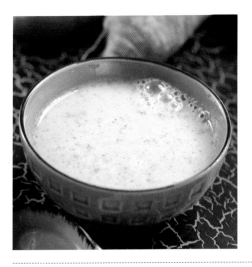

萝卜香梨战痘汁

材料： 梨、胡萝卜各50克，芹菜、菠萝各20克，蜂蜜半小匙，啤酒酵母粉1小匙。

做法： ❶ 将梨、胡萝卜、菠萝分别洗净，去皮后切小块；将芹菜洗净后切段。

❷ 将做法❶的材料放入榨汁机中，加入凉开水、蜂蜜及啤酒酵母粉搅打均匀即可。

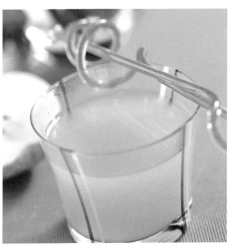

圆白菜水果汁

材料： 圆白菜150克，芹菜30克，苹果半个，柠檬汁1大匙。

做法： ❶ 圆白菜洗净，切丝；芹菜洗净，切丁；苹果去皮，切小块，备用。

❷ 将做法❶的材料放入榨汁机中榨汁，滤除蔬果渣，倒入凉开水杯中，备用。

❸ 杯中加入柠檬汁调匀即可。

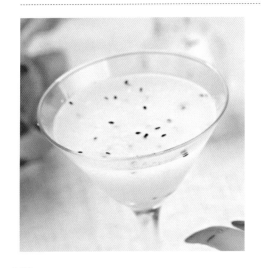

火龙果汁

材料： 火龙果1个。

做法： ❶ 火龙果洗净，去皮，切小丁。

❷ 将火龙果丁放入榨汁机中榨汁即可。

火龙果营养丰富，对人体健康有绝佳的功效。它含有一般植物少有的植物性白蛋白、花青素以及丰富的维生素、水溶性膳食纤维等，有助于排出体内毒素。

综合苦瓜蔬菜汁

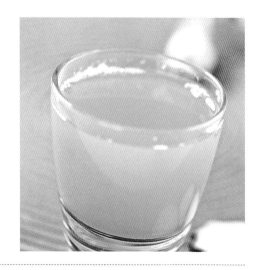

材料：苦瓜、胡萝卜各半根，小黄瓜、芦笋各1根，苜蓿芽20克，蜂蜜半大匙。

做法：❶ 苦瓜去籽后洗净，切块；小黄瓜去头尾后洗净，切成小块。

❷ 胡萝卜削皮洗净，切小块；芦笋洗净后切小段；苜蓿芽洗净，沥干。

❸ 将所有材料放入榨汁机内，加200毫升水榨汁，过滤去渣，加蜂蜜调味即可。

栗子双瓜汁

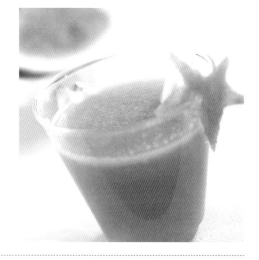

材料：栗子100克，西瓜1/3个，香瓜半个，梨1个，柠檬2片。

做法：❶ 梨去核，香瓜去籽，均切成2厘米见方的小块。

❷ 用勺子掏出西瓜瓤；柠檬片切碎；栗子去皮，备用。

❸ 将所有材料放入榨汁机中榨汁即可。

芦荟蜂蜜茶

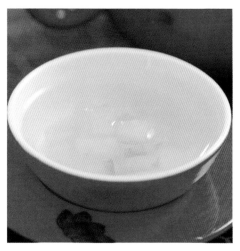

材料：新鲜芦荟200～250克，蜂蜜4小匙。

做法：❶ 将新鲜芦荟洗净，用刀去除绿色部分的叶皮，留下透明的叶肉切小丁。

❷ 将切成小丁的芦荟放入小锅中，加入200毫升清水煮沸后放凉。

❸ 最后调入蜂蜜拌匀，即可饮用。

美白淡斑 摄取膳食纤维 + 适量饮水

色斑是影响美容的主要因素之一。导致色斑产生的原因较多，如内脏机能失调、内分泌失调、遗传因素、药物因素（如长期服用避孕药、减肥药等）、紫外线照射、精神压力过大、外伤性因素、营养不足（如缺乏维生素）、妊娠或哺乳因素、新陈代谢缓慢、抵抗力差、化妆品使用不当以及不良的清洁习惯等。

应该吃什么

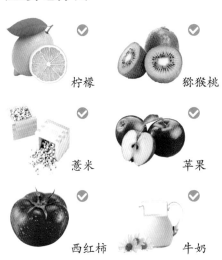

柠檬

猕猴桃

薏米

苹果

西红柿

牛奶

怎么吃最好

✅ 宜多吃富含维生素C的食物，如柠檬、猕猴桃、山楂、苹果、西红柿等。大量研究表明，维生素C能阻止人体过量分泌黑色素，从而预防色斑生成。

✅ 不同肤质者宜选食不同的食物。干性肤质者可多食一些含维生素A的食物，如肉类、蛋类等；油性肤质者宜多食牛奶、奶酪、酸奶、鸡蛋及豆制品等高蛋白的食物，少吃促进皮脂分泌的食物。

✅ 宜多喝水，为肌肤补充水分。

❌ 不宜过食酸性食物。

吃这些很有效

玫瑰薏米豆浆

材料： 大豆60克，玫瑰干花15朵，薏米30克，冰糖适量。

做法： ❶ 将大豆、薏米分别用清水浸泡至软，洗净；玫瑰花洗净。

❷ 将泡好的大豆、薏米一同倒入全自动豆浆机中，加入适量水煮开，再加入玫瑰干花，继续煮成豆浆。

❸ 将豆浆过滤后加冰糖调味即可。

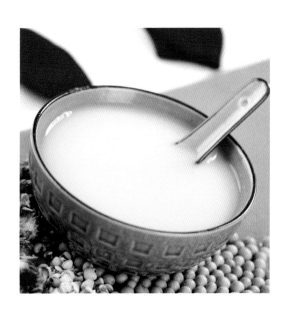

百合薏米豆浆

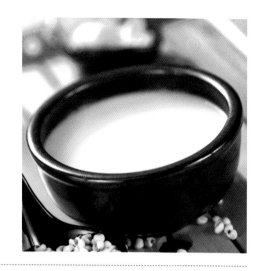

材料： 大豆50克，干百合、薏米各10克，白糖适量。

做法： ❶ 将大豆用清水泡软；薏米、干百合分别浸泡3小时。

❷ 将泡好的大豆、薏米和干百合一同放入全自动豆浆机中，加入适量水煮成豆浆。

❸ 将豆浆过滤后加入适量白糖调味即可。

花生薏米豆浆

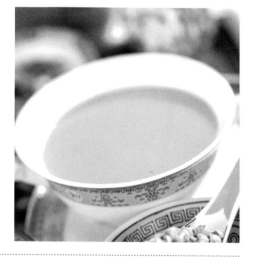

材料： 糙米50克，花生、薏米各10克，大豆浆200毫升，白糖适量。

做法： ❶ 将糙米、花生洗净，浸泡约2小时；薏米洗净，浸泡2小时。

❷ 将泡好的糙米、花生、薏米一同放入全自动豆浆机中，加入大豆浆及适量水继续煮成豆浆。

❸ 趁豆浆热时加入白糖调味即可。

葡萄柠檬蜜豆浆

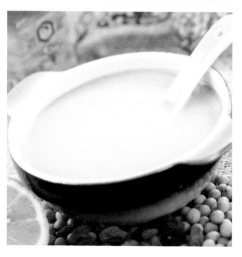

材料： 大豆50克，葡萄干10克，柠檬片、蜂蜜各适量。

做法： ❶ 将大豆浸泡至软，洗净。

❷ 将泡好的大豆、葡萄干、柠檬片一同放入全自动豆浆机中，加入适量水煮成豆浆，加入蜂蜜调味即可。

延缓衰老 摄取胶原蛋白 + 多食蔬果

出现皱纹是人体衰老的标志之一。25岁以后，随着年龄的增长，人体的各个器官会逐渐老化。同样，皮肤也会逐渐变粗、变干燥、弹性差、皱纹增多。皱纹出现的顺序一般是前额、上下眼睑、眼外眦、耳前区、颊、颈部、下颌、口周。但由于每个人保养的情况不同，面部皱纹出现的早晚和程度也各有差异。

应该吃什么

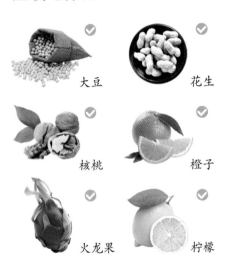

大豆　　　　　　　花生

核桃　　　　　　　橙子

火龙果　　　　　　柠檬

怎么吃最好

◎ 宜多吃新鲜蔬菜及富含维生素C的蔬果。维生素C能防止细胞氧化，有效对抗衰老。

◎ 宜多吃富含维生素E、锌和硒的谷类。维生素E、锌、硒等是天然抗氧化剂，可清除人体内的氧自由基，防止衰老。

◎ 宜常吃大豆制品。

◎ 宜多摄取富含胶原蛋白的食物，胶原蛋白可增加皮肤弹性，防止出现皱纹，使皮肤保持光滑细嫩。

✗ 忌常喝咖啡、可乐和浓茶等饮料。

吃这些很有效

核桃大豆米糊

材料：粳米50克，核桃仁、大豆各30克，枸杞子15克，白糖适量。

做法：❶ 将粳米、大豆分别浸泡至软，淘洗干净。

❷ 将粳米、核桃仁、大豆和枸杞子一同放入米糊机中，制成米糊。

❸ 加入白糖调味即可。

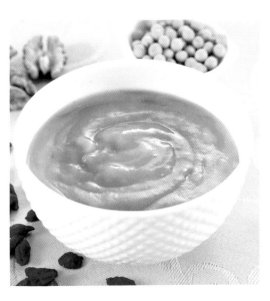

芝麻杏仁糯米浆

材料：大豆40克，糯米25克，熟黑芝麻10克，甜杏仁15克。

做法：❶ 将大豆用清水浸泡至软，洗净；糯米淘洗干净，用清水浸泡两小时；熟黑芝麻、甜杏仁分别碾成碎末。

❷ 将全部材料一同倒入全自动豆浆机中，加入适量水煮成豆浆即可。

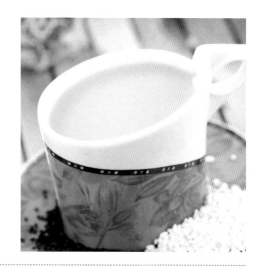

胡萝卜黑豆豆浆

材料：黑豆、胡萝卜各50克，冰糖适量。

做法：❶ 将黑豆用清水浸泡至软，洗净；胡萝卜洗净，切碎末。

❷ 将做法❶中的材料一同倒入全自动豆浆机中，加入适量水煮成豆浆。

❸ 将豆浆过滤后加冰糖调味即可。

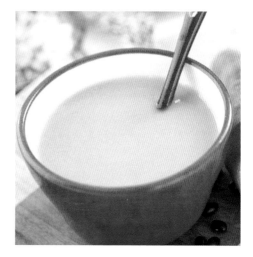

小麦核桃豆浆

材料：大豆50克，小麦仁、大枣各20克，核桃2个。

做法：❶ 大豆用清水浸泡至软，洗净；小麦仁淘洗干净，用清水浸泡2小时；核桃去壳，取核桃仁碾成末；大枣洗净，去核，切末。

❷ 将全部材料一同倒入全自动豆浆机中，加入适量水煮成豆浆即可。

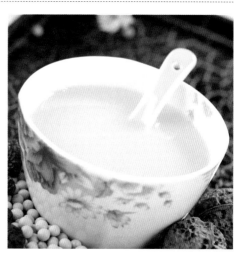

亮眼明眸 摄取维生素 ＋ 均衡营养

　　我们大约90%的感官刺激都来自于视觉，因此，可以说眼睛是人们感知世界的重要器官。它与工作、学习以及一切日常生活密切相关，而且还会影响整体面容的美观程度。那么，怎样才能让眼睛远离疾患、保持明亮呢？除了科学用眼外，最重要的是注意合理的饮食调养，避免食用不利于眼睛健康的食物。

应该吃什么

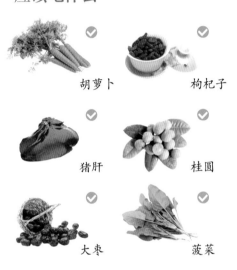

胡萝卜　　　　　枸杞子

猪肝　　　　　桂圆

大枣　　　　　菠菜

怎么吃最好

- ✅ 宜多吃富含多种维生素的食物。
- ✅ 宜多吃能保护视力的蔬菜（如胡萝卜等）、水果、动物肝脏，也可以适当服用一些鱼肝油。
- ✅ 眼睛疲劳时，宜注意饮食和营养的平衡，平时多吃些粗粮、薯类、豆类、水果等含有维生素、蛋白质和膳食纤维的食物。
- ✅ 宜多吃高蛋白的食物。
- ✅ 宜通过饮食调节体内的酸碱平衡，以防止各种眼病的发生或病情加剧。
- ❌ 忌贪食肥腻及辛辣刺激性食物。

吃这些很有效

生菜萝卜豆浆

材料：大豆100克，生菜叶、胡萝卜各适量。

做法： ❶ 将大豆加水浸泡至软，捞出洗净；生菜叶洗净后切成细条；胡萝卜洗净，切丁。

❷ 将泡好的大豆、生菜叶条、胡萝卜丁一同放入全自动豆浆机中，加适量水煮成豆浆即可。

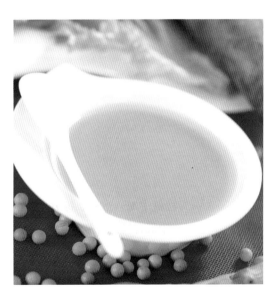

亮眼香蕉山楂汁

材料： 香蕉1根，山楂4颗，酸奶200毫升。

做法： ❶ 将香蕉剥皮，切成2厘米见方的小块；山楂洗净后去籽。

❷ 将香蕉块、山楂放入榨汁机中，加入酸奶充分搅拌即可。

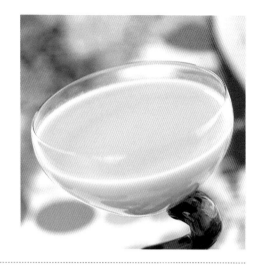

芹菜护眼苹果汁

材料： 苹果50克，芹菜20克，枸杞子1小匙，蜂蜜少许。

做法： ❶ 先将枸杞子加水泡软；苹果、芹菜分别洗净，切成小块。

❷ 将苹果块和芹菜块及枸杞子放入榨汁机中，加入凉开水一起搅打均匀。

❸ 将做法❷中打成的汁倒入杯中，加入蜂蜜调味即可。

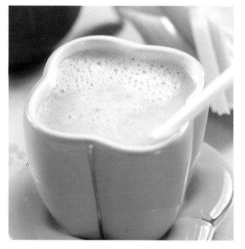

苹果美晴果汁

材料： 菠菜、苹果各100克，西红柿半个，熟鸡蛋（取蛋黄）1个，蜂蜜1小匙。

做法： ❶ 将菠菜、西红柿及苹果分别洗净，切成小段。

❷ 将做法❶的材料中加入蛋黄、凉开水，一起放入榨汁机中混合搅打均匀。

❸ 加入适量蜂蜜调味即可。

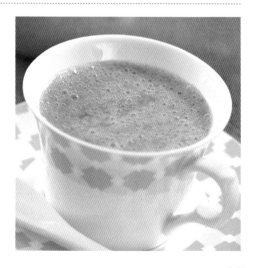

丰胸塑形 摄取胶原蛋白 ＋ 多饮水

　　每个女性都想拥有傲人的胸部，然而胸部太小、太平往往令许多女性十分烦恼。影响女性胸部大小的因素较多，其中，起决定性作用的是遗传因素。此外，生产后哺喂母乳、重病过后、体重迅速降低等因素也会导致胸部松弛、萎缩或下垂，使胸部变小。20～25岁是女性乳房发育的最佳时期。

应该吃什么

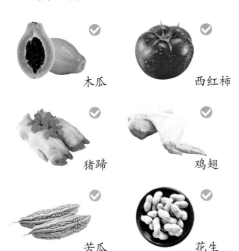

木瓜　　　　　西红柿

猪蹄　　　　　鸡翅

苦瓜　　　　　花生

怎么吃最好

◎ 蛋白质能促进乳房发育，因此，宜多吃鱼肉、奶制品及豆制品等高蛋白质的食物。

◎ 胶原蛋白能增加肌肤弹性，使胸部更加挺拔，因此，宜多吃猪蹄、牛蹄筋、肉皮、鸡皮、鸡翅等富含胶原蛋白的食物。

◎ 宜适当食用含有脂肪的食物，乳房的大小取决于乳腺组织与脂肪的数量。

◎ 宜多饮水。

✖ 忌食寒凉食物。寒凉食物会抑制雌激素的分泌，这对丰胸极为不利。

吃这些很有效

纤体果乳汁

材料：菠萝半个，胡萝卜50克，芹菜、芦笋各20克。

做法：❶ 将芦笋、胡萝卜、菠萝分别去皮后切成小块。

❷ 将做法❶的材料与芹菜、适量凉开水一同加入榨汁机中榨汁。

❸ 最后混合搅打均匀即可。

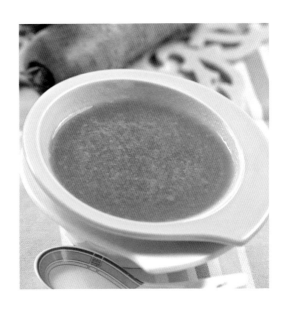

纤体水果蔬菜汁

材料：胡萝卜10克，油菜20克，柠檬3个。

做法：❶ 将油菜洗净后切成小段；胡萝卜、柠檬均去皮，切块。

❷ 将处理好的油菜段、胡萝卜块、柠檬块以及适量凉开水一同加入榨汁机中混合搅打均匀即可。

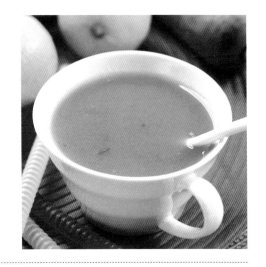

蜜桃西红柿奶汁

材料：水蜜桃2个，胡萝卜半根，西红柿1个，芹菜适量，酸奶半杯。

做法：❶ 将胡萝卜、西红柿均洗净后去皮，切块；水蜜桃去皮、核，切块；芹菜择洗净，切段。

❷ 将做法❶的材料放入榨汁机中榨汁后倒入杯中，加入酸奶调匀。

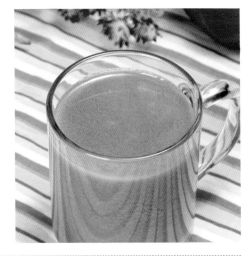

奶橙木瓜汁

材料：牛奶200毫升，木瓜、橙子各1/4个，冰块适量。

做法：❶ 木瓜、橙子分别去皮及籽，切成小丁。

❷ 将木瓜丁、橙子丁均放入榨汁机中，加入牛奶，搅打成汁，倒入杯中，加入冰块即可饮用。

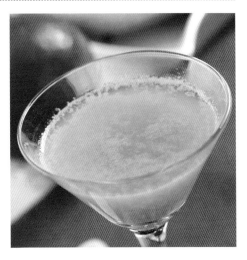

减肥瘦身 多饮水 + 控制盐分摄入

肥胖是困扰人们已久的问题。因为肥胖不仅会影响人的美观，还会影响人行动的敏捷度，严重的甚至会危害到人的身体健康，同时也是导致很多疾病如高血压、高血脂、糖尿病、脂肪肝、动脉硬化等产生的危险因素。因此，为了保持身体健康与形体美，肥胖者平时应多吃一些能减肥瘦身的食物。

应该吃什么

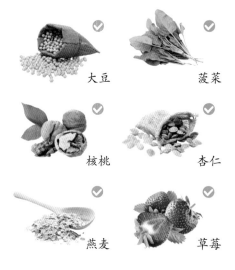

大豆　　　　　　菠菜

核桃　　　　　　杏仁

燕麦　　　　　　草莓

怎么吃最好

✅ 宜增加水分的摄入量。人体如果缺水，就会导致脂肪代谢减慢，从而造成脂肪堆积。因此，肥胖者平时应多喝水，也可多吃富含水的食物。

✅ 宜选用低脂食物，如奶类、豆制品、蔬菜、水果等低脂品种。

✅ 宜选用优质植物油。

✅ 宜多吃富含膳食纤维的食物。

✅ 宜控制盐分摄入。

❌ 进食不宜过快。

❌ 忌多吃富含脂肪与热量的食物。

吃这些很有效

荷叶桂花豆浆

材料：大豆50克，绿茶5克，桂花、鲜荷叶、白糖各适量。

做法：❶ 将大豆用清水浸泡至软，洗净；鲜荷叶洗净，撕小片。

❷ 将大豆和鲜荷叶片一同放入全自动豆浆机中，加入适量水煮成豆浆。

❸ 在杯中放入绿茶、桂花及白糖，将煮好的豆浆冲入杯中即可。

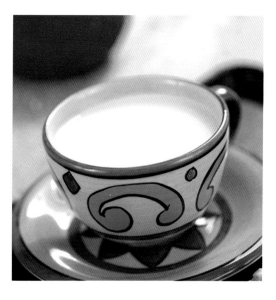

南瓜百合豆浆

材料：大豆、南瓜各50克，鲜百合20克，盐、胡椒粉各适量。

做法：❶ 将大豆浸泡至软，洗净后放入全自动豆浆机中，加入适量水煮成豆浆。

❷ 南瓜去皮，切小块；鲜百合瓣成小片，一同放入豆浆机中，继续煮成豆浆。

❸ 最后加入适量盐和胡椒粉调味即可。

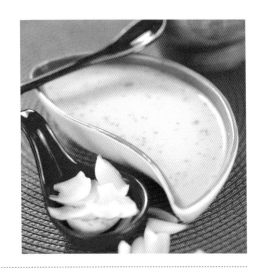

燕麦糙米豆浆

材料：大豆45克，燕麦片、糙米各15克。

做法：❶ 将大豆用清水浸泡至软，洗净；糙米淘洗干净，用清水浸泡2小时。

❷ 将燕麦片和泡好的大豆、糙米一同倒入全自动豆浆机中。

❸ 加入适量水煮成豆浆即可。

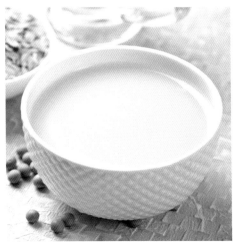

美丽瘦身果茶汁

材料：苹果、柠檬各半个，绿茶100毫升，蜂蜜1小匙，冰块少许。

做法：❶ 将柠檬洗净，榨汁后与绿茶搅拌均匀。

❷ 苹果去皮，切成小丁，直接放入盛有柠檬绿茶汁的榨汁机中，再加入蜂蜜、少许冰块搅打均匀。

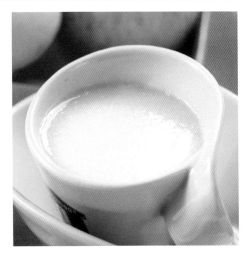

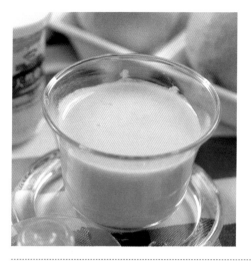

美腿瘦身香瓜汁

材料： 香瓜50克，茭白25克，草莓、柠檬各20克，蜂蜜半小匙。

做法： ❶ 将茭白、香瓜、柠檬、草莓分别洗净，去皮，切块后放入榨汁机中榨汁。

❷ 加入适量凉开水、蜂蜜，混合搅打均匀即可。

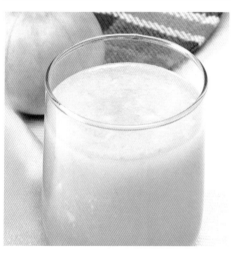

香瓜蜜桃瘦身汁

材料： 香瓜、柠檬各半个，水蜜桃1个。

做法： ❶ 香瓜削皮，用勺子挖去中间的籽，洗净后切块，备用。

❷ 水蜜桃去薄皮，取果肉后切块；柠檬去皮、切块。

❸ 将水蜜桃块、柠檬块、香瓜块放入榨汁机中，加入适量凉开水，搅打均匀即可。

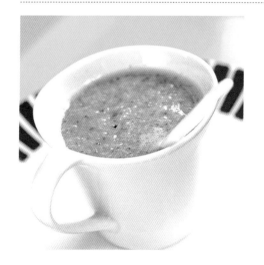

菜花菠菜苹果汁

材料： 苹果1个，菜花100克，菠菜50克，蜂蜜1小匙。

做法： ❶ 苹果、菠菜、菜花分别洗净，切成小块，备用。

❷ 将做法❶的材料与蜂蜜一同倒入榨汁机中，加适量水榨汁。

❸ 最后加入100毫升凉开水打匀即可。

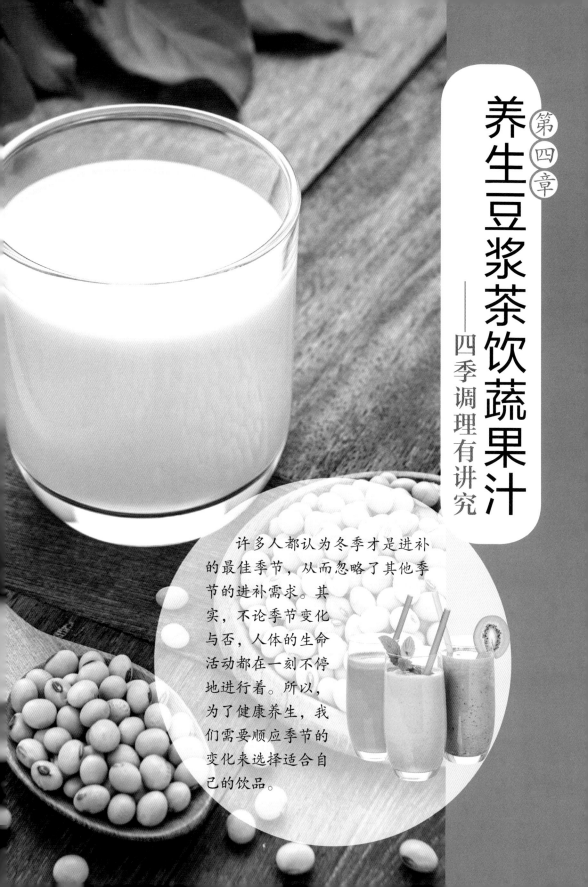

第四章

养生豆浆茶饮蔬果汁

——四季调理有讲究

许多人都认为冬季才是进补的最佳季节，从而忽略了其他季节的进补需求。其实，不论季节变化与否，人体的生命活动都在一刻不停地进行着。所以，为了健康养生，我们需要顺应季节的变化来选择适合自己的饮品。

春季饮品：滋润提神

清淡饮食 + 多食蔬果

春为四时之首、万象更新之始，春季的保健养生必须注意保护体内的阳气，使其逐渐旺盛充沛，故要避免任何耗伤及阻碍阳气的事宜。春季养生不仅要在饮食、生活上有所节制，更重要的是要保持情绪开朗。

应该吃什么

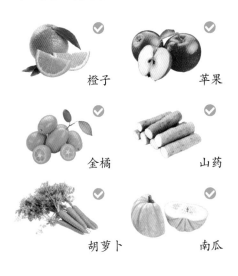

橙子　　　　　苹果

金橘　　　　　山药

胡萝卜　　　　南瓜

怎么吃最好

- 饮食宜清淡，在食物的烹煮调味上，应以简单、原味为原则。

- 宜多摄取富含维生素A、维生素E及多种无机盐的绿色蔬菜，以增强人体抵抗各种致病因素侵袭的能力，增强人体的免疫功能。

- 注意饮食均衡，除了新鲜蔬菜外，还应多吃些低蛋白、低脂肪的食物。

- 宜多喝水，以补充人体所需的水分。

- 不宜多吃热性食物，油炸炖补等烹调方式也应尽量避免。

吃这些很有效

金橘大米豆浆

材料：大豆100克，大米50克，金橘适量。

做法：❶ 将大豆、大米分别浸泡至软，洗净；金橘去皮后掰成小瓣。

❷ 将泡好的大豆、大米一同放入全自动豆浆机中，加入适量水煮成豆浆，放入金橘瓣。

❸ 喝豆浆时直接食用金橘。

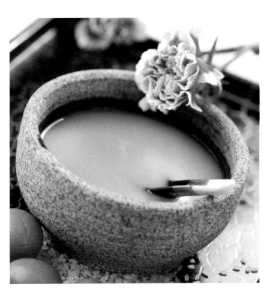

小麦仁大豆浆

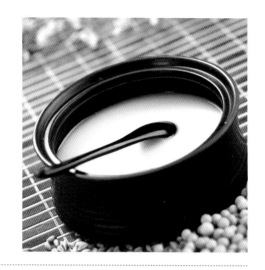

材料： 大豆30克，小麦仁20克。

做法： ❶ 将大豆用清水浸泡至软，洗净；小麦仁洗净。

❷ 将小麦仁和泡好的大豆一同放入全自动豆浆机中。

❸ 加入适量水煮成豆浆即可。

鲜山药大豆浆

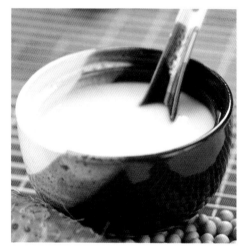

材料： 大豆50克，鲜山药30克。

做法： ❶ 将大豆用清水浸泡至软，洗净；鲜山药切成小丁。

❷ 将泡好的大豆与鲜山药丁一同放入全自动豆浆机中。

❸ 加入适量水煮成豆浆即可。

橙子苹果菠菜汁

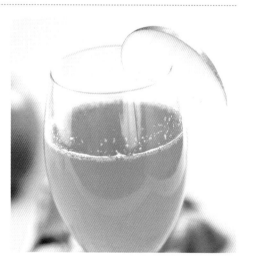

材料： 橙子2个，苹果半个，菠菜1小把，柠檬2片。

做法： ❶ 橙子、苹果分别洗净去皮及籽，切成2厘米见方的小块，菠菜洗净后余烫至熟，切小段；柠檬去皮。

❷ 加入半杯凉开水后，将做法❶的材料放入榨汁机中榨成汁即可。

夏季饮品：清热消暑

清淡饮食 ＋ 多喝水

　　夏季是一年四季中阳气最盛的季节，也是人体新陈代谢最旺盛的时期。因此为了适应炎热的气候，皮肤上的毛孔会打开，使汗液排出体外，并通过出汗的方式，来达到调节体温、适应暑热天气的目的。夏季应注意多吃些具有消热解暑功效的食物。

应该吃什么

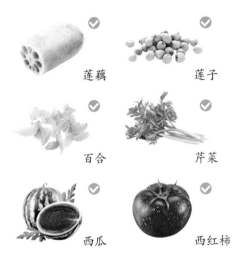

莲藕　　　　　　　　莲子

百合　　　　　　　　芹菜

西瓜　　　　　　　　西红柿

怎么吃最好

◎ 饮食宜清淡。夏天应以新鲜、清淡、滋阴的饮食为主，避免肥腻的食物。

◎ 宜适量吃苦味食物。苦味食物中含有的生物碱，具有消暑清热、促进血液循环、舒张血管的功效。

◎ 宜多喝水、补充盐分。

◎ 宜多吃酸味食物及一些能清热、利湿的食品。

◎ 宜多吃富含蛋白质、维生素和无机盐的食物，以满足身体的需求。

✘ 忌过食辛辣及油腻的食物。

吃这些很有效

清凉薄荷豆浆

材料：绿豆、大豆各50克，大米、薄荷叶、白糖各适量。

做法：❶ 将大豆、绿豆和大米分别用清水浸泡至软，洗净；薄荷叶洗净，切碎。

❷ 将做法❶的材料一同放入全自动豆浆机中，加入适量水煮成豆浆。

❸ 将豆浆过滤，加入白糖调味即可。

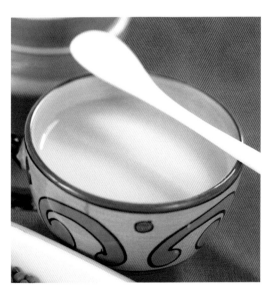

西瓜酸奶豆浆

材料：西瓜20克，酸奶100毫升，大豆浆200毫升。

做法：❶ 将西瓜去皮、核，切小块。

❷ 将西瓜块和大豆浆一同放入全自动豆浆机中煮成豆浆即可。

❸ 将豆浆过滤，加入酸奶调味即可。

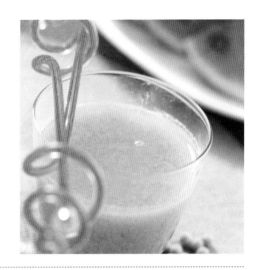

大枣山药绿豆浆

材料：大枣、绿豆、大豆各50克，山药20克，白糖适量。

做法：❶ 将绿豆、大豆分别洗净，浸泡至发软；大枣洗净去核，加温水浸泡；山药去皮，切片。

❷ 将绿豆、大豆、大枣、山药一同放入全自动豆浆机中，加入适量水煮成豆浆。

❸ 将豆浆过滤，加入适量白糖调味即可。

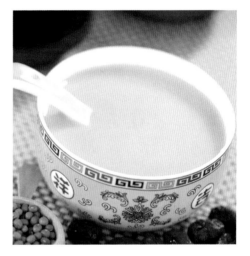

绿茶消暑豆浆

材料：大豆45克，大米60克，绿茶8克。

做法：❶ 将大豆用清水浸泡至软，洗净；大米淘洗干净。

❷ 将泡好的大豆、大米一同放入全自动豆浆机中，加适量水，再加入绿茶煮成豆浆。

　　绿茶中的茶多酚具有很强的抗氧化性和生理活性，是人体氧自由基的清除剂，有助于延缓衰老。

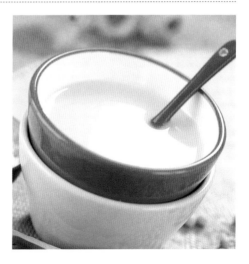

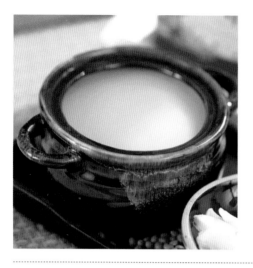

百合绿茶绿豆浆

材料： 大豆50克，绿豆6克，绿茶、百合、白糖各适量。

做法： ❶ 将大豆、绿豆加水泡至发软，捞出洗净；百合洗净。

❷ 将大豆、绿豆、百合一同放入全自动豆浆机中，加适量水，再加入绿茶煮成豆浆。

❸ 将豆浆过滤，加入白糖调味即可。

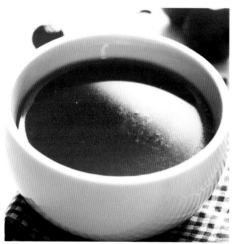

雪梨西瓜汁

材料： 西瓜200克，雪梨100克。

做法： ❶ 将雪梨洗干净，去皮及核，切成小块状。

❷ 将西瓜去皮，切成块状。

❸ 将雪梨块与西瓜块放入榨汁机中搅打成泥状即可饮用。

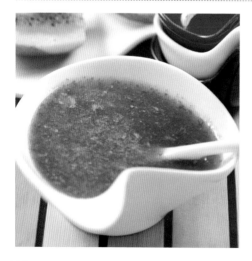

清凉桃香酸果汁

材料： 猕猴桃、水蜜桃各1个，香蕉半根，脱脂酸奶100毫升。

做法： ❶ 将香蕉去皮，切片；水蜜桃去核，切丁；猕猴桃去皮，切丁。

❷ 将做法❶的材料一同放入榨汁机中，加入适量凉开水榨汁。

❸ 加入酸奶，搅打均匀即可。

橙子莲藕苹果汁

材料： 莲藕1/3根，橙子1个，苹果半个，蜂蜜1小匙。

做法： ❶ 苹果洗净，去皮及核；橙子洗净，对半切开，切小块；莲藕洗净去皮，切小块。

❷ 将做法❶的材料放入榨汁机中打匀成汁，滤渣，倒入杯中。

❸ 加入蜂蜜调匀即可。

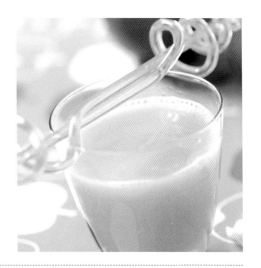

苹果苦瓜奶汁

材料： 苹果1个，苦瓜半根，牛奶100毫升，菠萝汁30毫升，柠檬汁1大匙，蜂蜜适量。

做法： ❶ 苹果洗净，去皮及核，切块；苦瓜洗净，去籽，切块，备用。

❷ 将除蜂蜜外的材料放入榨汁机中榨汁，滤渣，倒入杯中。

❸ 加入蜂蜜搅匀即可。

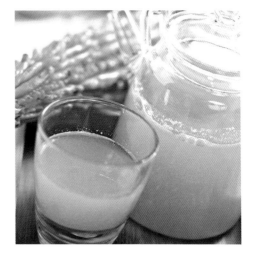

葡萄西瓜祛火汁

材料： 葡萄10颗，西瓜1片，牛奶250毫升。

做法： ❶ 葡萄用水充分洗净，去籽，留皮待用。

❷ 西瓜去籽，用汤匙挖出大块西瓜果肉，并放入榨汁机中。

❸ 在榨汁机中加入葡萄及牛奶充分搅打均匀，将果汁倒入杯中即可饮用。

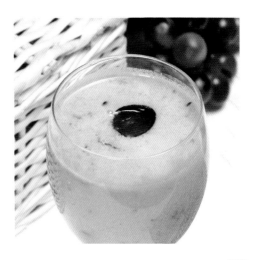

秋季饮品：润肺防燥

酸味食物 ＋ 多喝水

经过了盛夏的炎热之后，秋季人们往往感觉干燥，会有不同程度的喉干舌苦、鼻咽干涩等症状发生，还易引发伤风、咳嗽、支气管炎等疾病，因此秋季保健的养生原则是防燥。秋燥易伤津液，所以饮食应以滋阴润肺为主。

应该吃什么

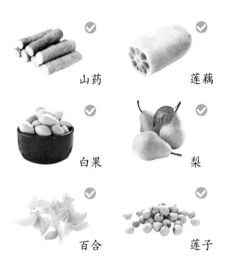

山药

莲藕

白果

梨

百合

莲子

怎么吃最好

- 因入秋后气候明显开始转凉，且变得干燥，所以应多吃富含水分且具有滋阴润燥功效的食物。
- 宜多吃酸味食物。秋季干燥的天气容易使咽喉、皮肤干燥而感觉不适，而酸味的食物具有生津养阴的作用。
- 宜多喝开水、淡茶和汤。
- ✗ 不宜多吃易引起上火的辛辣食物。
- ✗ 忌多吃属性寒凉的食物，如生冷瓜果等，以免引起腹泻、痢疾等胃肠道疾病。

吃这些很有效

燕麦百合米糊

材料：粳米、大豆各40克，碎栗子、燕麦片各20克，鲜百合15克，蜂蜜适量。

做法： ❶ 将粳米、大豆分别浸泡至软；鲜百合洗净。

❷ 将除蜂蜜外的材料一同放入米糊机中，加入适量清水，制成米糊。

❸ 加入蜂蜜调味即可。

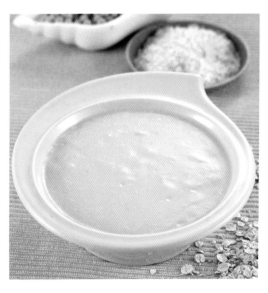

糯米百合藕豆浆

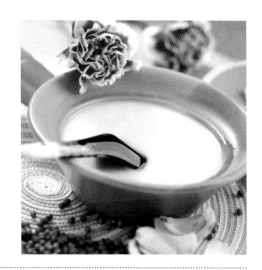

材料：大豆50克，莲藕30克，糯米20克，百合5克，冰糖适量。

做法：❶ 大豆用清水浸泡至软，洗净；糯米洗净，用清水浸泡2小时；百合用清水泡发，洗净切末；莲藕去皮，洗净切末。

❷ 把做法❶的材料一同倒入全自动豆浆机中，加入适量水煮成豆浆。

❸ 将豆浆过滤，加冰糖调味即可。

枸杞百合豆浆

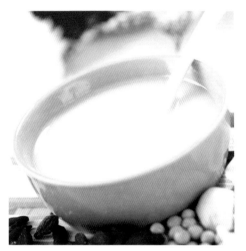

材料：大豆50克，百合3克，枸杞子适量。

做法：❶ 将大豆用清水浸泡至软，洗净；百合瓣成小瓣；枸杞子洗净。

❷ 将泡好的大豆倒入全自动豆浆机中，加入适量水煮成豆浆。

❸ 将百合花瓣和枸杞子一同放入做好的豆浆中拌匀即可。

杏仁槐花豆浆

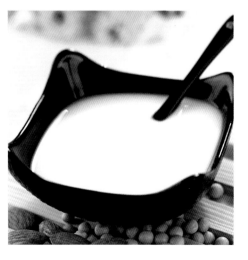

材料：大豆40克，杏仁5克，槐花3朵，蜂蜜适量。

做法：❶ 将大豆用清水浸泡至软，洗净；槐花洗净，瓣成小瓣；杏仁洗净。

❷ 将泡好的大豆和新鲜的杏仁倒入全自动豆浆机中，加入适量水煮成豆浆。

❸ 将槐花瓣和蜂蜜一同放入做好的豆浆中拌匀即可。

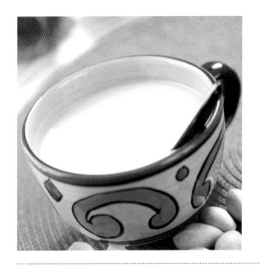

冰糖白果豆浆

材料: 大豆70克，白果15克，冰糖适量。

做法: ❶ 将大豆用清水浸泡至软，洗净；白果去除外壳。

❷ 将白果和浸泡好的大豆一同倒入全自动豆浆机中，加入适量清水煮成豆浆。

❸ 将豆浆过滤，加冰糖调味即可。

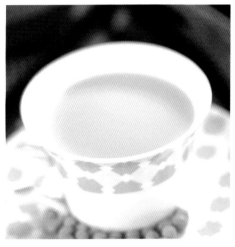

荸荠雪梨豆浆

材料: 大豆50克，荸荠30克，百合15克，雪梨1个，冰糖适量。

做法: ❶ 将大豆用清水浸泡至软，洗净；百合泡发后洗净，切碎；荸荠去皮后洗净，切小块；雪梨洗净，去皮、核，切小块。

❷ 将做法❶的材料一同倒入全自动豆浆机中，加入适量水煮成豆浆。

❸ 将豆浆过滤，加冰糖调味即可。

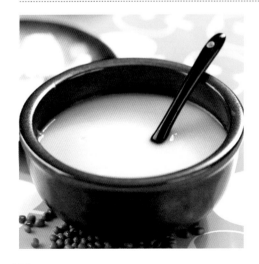

绿豆百合豆浆

材料: 绿豆80克，百合30克，菊花10克，冰糖适量。

做法: ❶ 绿豆淘洗干净，用清水浸泡至软；百合泡发，洗净后分瓣；菊花洗净。

❷ 将做法❶的材料一同倒入全自动豆浆机中，加入适量水煮成豆浆。

❸ 将豆浆过滤，加入冰糖搅拌调味即可。

葡萄银耳桂花汁

材料： 葡萄10颗，银耳3朵，蜂蜜1小匙，桂花酱少许。

做法： ❶ 葡萄洗净；银耳洗净，入清水中泡发，沥水后切成丝。

❷ 将葡萄、银耳丝、桂花酱、蜂蜜一起放入榨汁机中，加入适量凉开水搅打成汁，搅拌均匀即可。

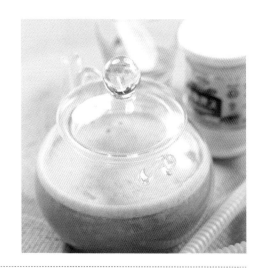

百香哈密瓜汁

材料： 百香果2个，哈密瓜1/4个。

做法： ❶ 哈密瓜去籽及皮，切块，放入榨汁机中打成汁，过滤去渣。

❷ 百香果洗净后剥开，舀出果汁及籽，加入哈密瓜汁中，调匀即可。

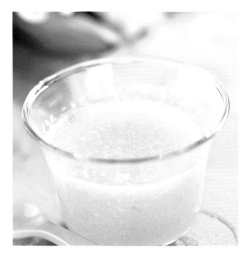

橘皮莲藕蜜汁

材料： 莲藕50克，橘皮1个，蜂蜜少许。

做法： ❶ 莲藕洗净后去皮，切成小块。

❷ 橘皮用清水彻底洗净，再用盐水浸泡，而后捞出切小块。

❸ 将除蜂蜜外的材料放入榨汁机中，倒入半杯凉开水榨汁，汁成后调入蜂蜜即可饮用。

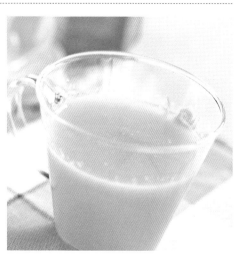

冬季饮品：祛寒暖胃

苦味食物 ＋ 新鲜蔬果

冬季养生的基本原则是"藏"。中医认为，冬属水，对应肾、大脑、生殖泌尿系统。由于人体阳气闭藏后，新陈代谢就会相应降低，需要依靠肾来发挥作用，以保证生命活动适应自然界的变化。

应该吃什么

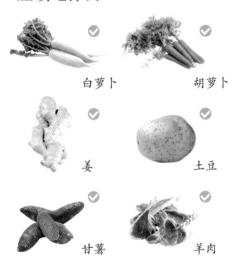

白萝卜　　　　　胡萝卜

姜　　　　　　　土豆

甘薯　　　　　　羊肉

怎么吃最好

- 宜多吃温热性的食物。
- 宜食用滋阴潜阳、热量较高的食物。
- 宜多吃富含维生素的食物，可多摄取新鲜的蔬菜和水果。
- 宜适当食苦味食物，以补肾养心。
- 宜减少盐的摄入量，以减轻肾脏负担。
- 宜适当食用以当归、杜仲、冬虫夏草等滋补类中药制成的养生药膳。
- 宜多吃白萝卜。
- ❌ 不宜食用黏硬的食物，以防伤害脾胃的阳气。

吃这些很有效

大枣养生米糊

材料：粳米、糯米各50克，胡萝卜30克，去核大枣5颗，枸杞子10克，姜适量。

做法：❶ 将粳米、糯米分别浸泡至软；胡萝卜洗净，切丁；姜切末。
❷ 将所有材料一同放入米糊机中，加适量清水，制成米糊。

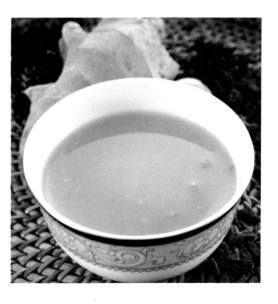

木耳萝卜米糊

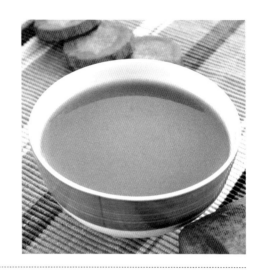

材料： 粳米80克，黑木耳30克，猪血块50克，胡萝卜丁、姜末、盐各适量。

做法： ❶ 将粳米泡软，淘洗干净；猪血块洗净，切丁。

❷ 将除盐外的材料一同放入米糊机中，加入适量清水，制成米糊。

❸ 加入盐调味即可。

鸡蛋豆腐米糊

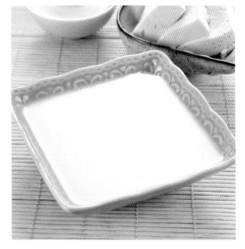

材料： 粳米、小米各50克，鸡蛋1个，豆腐块少许，姜、盐各适量。

做法： ❶ 将粳米、小米分别浸泡至软，淘洗干净；姜切末；鸡蛋打散。

❷ 将除盐外的所有材料放入米糊机中制成米糊。

❸ 加盐调味即可。

栗子燕麦甜豆浆

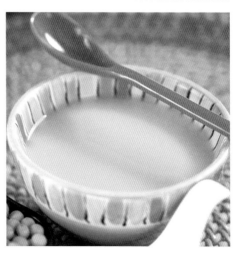

材料： 大豆100克，栗子、燕麦各50克，白糖适量。

做法： ❶ 将大豆加水泡至发软，捞出洗净；栗子去皮，切成小块。

❷ 将大豆、栗子块、燕麦一同放入全自动豆浆机中，加入适量水煮成豆浆。

❸ 将豆浆过滤，加入适量白糖调味即可。

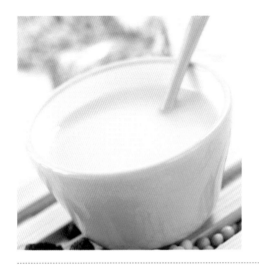

大枣糯米豆浆

材料： 大豆60克，大枣10克，糯米20克。

做法： ❶ 大豆用清水浸泡至软，洗净；糯米淘洗干净，用清水浸泡2小时；大枣洗净，去核，切成碎末。

❷ 将全部材料一同倒入全自动豆浆机中，加入适量水煮成豆浆即可。

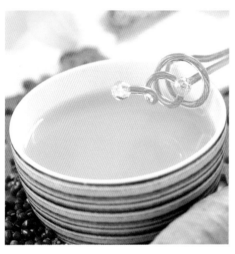

红豆萝卜小米浆

材料： 红豆50克，小米、胡萝卜、冰糖各适量。

做法： ❶ 将红豆加水泡至发软，捞出洗净；小米淘洗干净；胡萝卜洗净切小丁。

❷ 将小米、红豆、胡萝卜一同放入全自动豆浆机中，加入适量水煮成豆浆。

❸ 将豆浆过滤，加入适量冰糖调味即可。

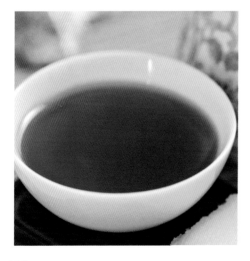

姜糖红茶

材料： 姜5克，袋装红茶1包，红糖适量。

做法： ❶ 将姜洗净，切片，入沸水锅中煮10分钟左右。

❷ 将红茶包放入杯中，用姜汤冲泡5分钟左右，期间反复提拉红茶包几次。

❸ 最后加红糖调味即可。

择季选食材速查

节气	宜吃食物及中药	备注
立 春	芹菜——清热解毒，平衡血压 葱——解毒止痛，祛病利尿 油菜——活血化瘀，解毒消肿 板蓝根——清热解毒，凉血利咽	油菜
雨 水	菠菜——滋阴补血，养肝明目 小米——除热安神，益肾和胃 菊花——养肝明目，解毒消肿 决明子——清肝降脂，明目润肠	小米
惊 蛰	草莓——改善贫血，保养肝脏 银耳——润肺生津，益气和血 大枣——补脾和胃，养血安神 连翘——清热解毒，清肺散结	草莓
春 分	香菇——降低血压，增强免疫力 韭菜——补肾壮阳，调和五脏 猪肉——滋养脏腑，补中益气 杜仲——温补肝肾，强筋健骨	香菇
清 明	绿豆芽——清热解毒，消暑利尿 鸡肉——滋补养身，增强体力 紫草——化腐生肌，解毒止痛 玫瑰花——行气解郁，活血止痛	鸡肉
谷 雨	黑米——健脾暖肝，明目活血 丝瓜——清热化痰，凉血解毒 香椿——清热解毒，健胃理气 黄芪——补气固表，敛疮生肌	丝瓜

立夏	小麦——保健肠胃，增强免疫力 蕨菜——清热解毒，润肠通便 樱桃——调中益气，滋养肝肾 芦荟——消炎杀菌，健胃润肠	樱桃
小满	海参——补肾益精，养血润燥 豆腐——补脾益胃，清热润燥 荞麦——开胃宽肠，清热解毒 蚕豆——补益脾胃，润肠通便	豆腐
芒种	空心菜——降低胆固醇，润肠通便 杨梅——生津止渴，和胃消食 杏——生津止渴，防癌抗癌 益母草——清热解毒，利水消肿	空心菜
夏至	芒果——益胃止呕，解渴利尿 绿豆——清热解毒，利水消肿 李子——清热生津，利水消肿 淫羊藿——补肾壮阳，祛风除湿	芒果
小暑	豌豆——补中益气，抗癌防癌 西红柿——润肺生津，健胃消食 泥鳅——补中益气，利尿除湿 西洋参——不热不燥，清补之品	西红柿
大暑	菠萝——清热解渴，消食止泻 西瓜——清热开胃，止渴利尿 苦瓜——解毒明目，补气益精 香薷——发汗解暑，行水散湿	西瓜

立秋	玉米——健脾益智，润肠通便 莲子——清心安神，滋阴生津 百合——养阴润肺，宁心安神 穿心莲——清热解毒，凉血消肿	 玉米
处暑	葡萄——健胃益气，除烦解渴 花生——健脾益胃，祛病强身 芡实——补脾止泻，防癌抗癌 鸡内金——健脾消食，祛瘀消积	 花生
白露	苹果——提神醒脑，润肺除烦 竹笋——清肺化痰，利膈爽胃 合欢皮——解郁安神，生肌续骨 玄参——滋阴降火，凉血解毒	 苹果
秋分	南瓜——补中益气，防癌抗癌 梨——清心润肺，生津化痰 胖大海——清热解毒，开肺利咽 白茅根——清热利尿，凉血止血	 南瓜
寒露	核桃——温补肺肾，定喘润肠 白萝卜——散气补中，生津止渴 银耳——润肺生津，益气和血 枸杞子——滋补肝肾，益精明目	 核桃
霜降	香菜——消食下气，醒脾和中 蜂蜜——补益脾胃，润肠通便 猪血——益气养血，补血生血 油菜——活血化瘀，解毒消肿	 蜂蜜

立冬	鸡蛋——补充蛋白质，预防癌症 榛子——健脾益胃，养肝解毒 牛肉——补中益气，滋养脾胃 紫菜——清热利尿，清肺化痰	 鸡蛋
小雪	芥菜——清心安神，滋阴生津 粳米——健脾益胃，润肠通便 山药——补脾养胃，生津益气 阿胶——滋阴润肺，补血止血	 山药
大雪	草鱼——保护心血管，平肝益脑 甘薯——补脾益气，生津止渴 虾——补肾壮阳，益气强身 川芎——活血行气，祛风止痛	 甘薯
冬至	猕猴桃——生津润燥，清热止咳 海带——清热利水，利尿消肿 白菜——健胃补中，通便利尿 熟地黄——滋阴补血，益精填髓	 猕猴桃
小寒	大蒜——温中消食，防癌降糖 糙米——健脑护心，益气和中 猪肉——滋阴润燥，营养肌肤 当归——温中补血，润肠通便	 大蒜
大寒	姜——开胃健脾，杀菌解毒 菜花——补脾和胃，健脑壮骨 羊肉——冬令暖身，益气补血 何首乌——固精益肾，养血益肝	 羊肉

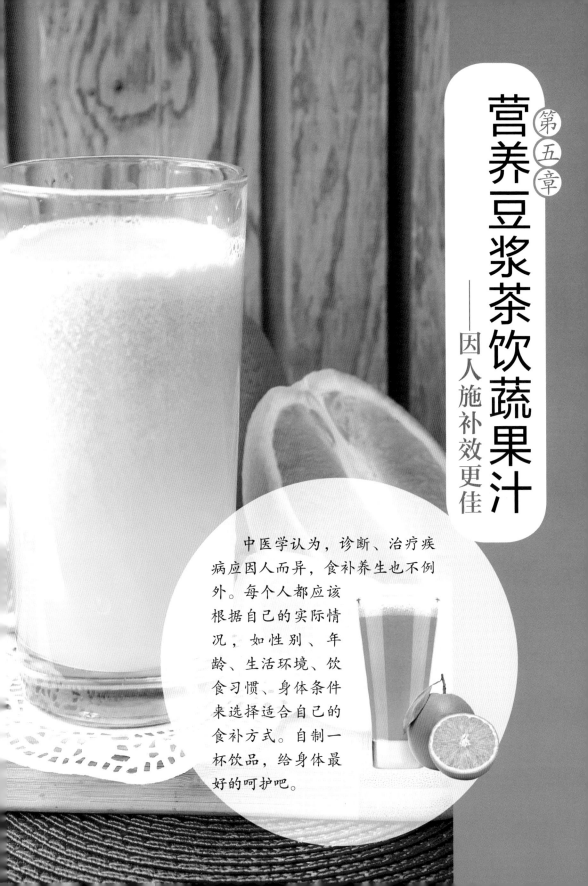

营养豆浆茶饮蔬果汁

第五章

——因人施补效更佳

中医学认为，诊断、治疗疾病应因人而异，食补养生也不例外。每个人都应该根据自己的实际情况，如性别、年龄、生活环境、饮食习惯、身体条件来选择适合自己的食补方式。自制一杯饮品，给身体最好的呵护吧。

电脑族 摄取蛋白质 + 健脑护眼

　　如今，利用电脑完成工作、进行娱乐的人越来越多，有的人几乎是整日与电脑相对，成了不折不扣的电脑族。电脑在给人们的工作、学习和生活带来方便的同时，也对人体健康有一定的副作用。因此，办公室中的电脑族应通过合理膳食来调养身体，多吃一些有助于防辐射的食物，防止患上一系列的"电脑病"。

应该吃什么

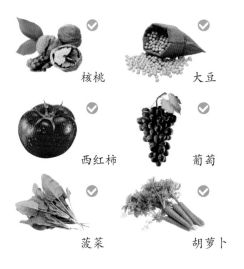

核桃　　　　　　大豆

西红柿　　　　　葡萄

菠菜　　　　　　胡萝卜

怎么吃最好

◎ 宜多吃富含蛋白质的食物，如牛肉、鸡肉、牛奶及奶制品、鱼肉、豆制品等。

◎ 宜多吃富含维生素的食物，维生素具有调节神经的作用，如菠菜、西红柿、西蓝花、葡萄等蔬果。

◎ 宜多吃具有护眼功效的食物，尤其是富含维生素A的食物，如胡萝卜、动物肝脏、南瓜等。

◎ 宜常饮绿茶。绿茶可以清除体内的氧自由基，还能吸收放射性物质，具有防电脑辐射的作用。

吃这些很有效

绿豆绿茶豆浆

材料： 大豆、绿豆各25克，绿茶5克，冰糖适量。

做法： ❶ 将大豆泡软，绿豆泡4~6小时，洗净；沸水泡绿茶。

❷ 将泡好的大豆和绿豆一同倒入全自动豆浆机中，淋入绿茶水，再加入适量水煮成豆浆。

❸ 将豆浆过滤，加冰糖调味即可。

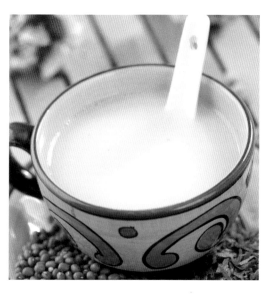

美肤提色葡萄汁

材料：葡萄10颗，香蕉半根，酸奶适量。

做法：❶ 将葡萄洗干净；香蕉去皮，切成小块。

❷ 将所有处理过的材料放入榨汁机中，加入酸奶搅打均匀即可。

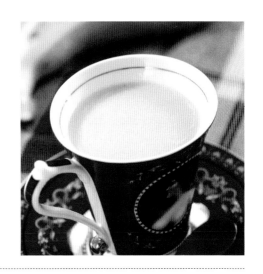

金橘柠檬汁

材料：绿茶1小匙，柠檬1个，金橘3个，青梅4个，蜂蜜2小匙，冰块适量。

做法：❶ 柠檬洗净后榨汁；金橘洗净，切瓣后去籽榨汁。

❷ 将2杯开水加入茶壶中，加入绿茶浸泡约4分钟，将茶叶滤出，加盖放凉。

❸ 绿茶、柠檬汁、蜂蜜及冰块放入杯内搅打均匀，倒入金橘汁，以青梅点缀即可。

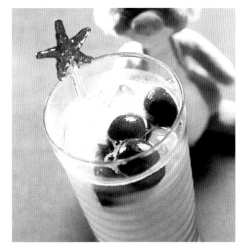

甘薯西柚牛奶汁

材料：甘薯80克，西柚半个，牛奶1杯，蜂蜜2小匙。

做法：❶ 甘薯洗干净，用保鲜膜包起后，在微波炉中加热2分钟，切成适当大小。

❷ 西柚洗净，对半切开。

❸ 将所有材料放入榨汁机中榨成汁即可。

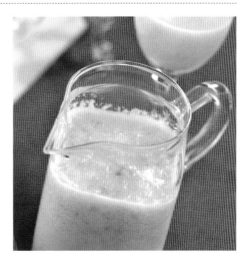

夜猫族 摄取维生素 + 补充蛋白质

通常情况下，人体肾上腺皮质激素和生长激素是在夜间睡眠时分泌的。前者在黎明前分泌，可促进人体糖类代谢、保障肌肉生长发育；后者在入睡后产生，可促进发育、延缓衰老。由于工作性质所限，长期夜间工作者，肾上腺皮质激素和生长激素都无法正常分泌，从而影响健康。

应该吃什么

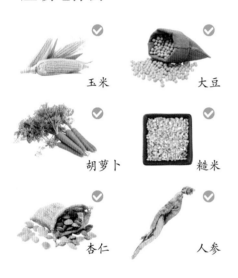

玉米　　　　大豆

胡萝卜　　　糙米

杏仁　　　　人参

怎么吃最好

◎ 宜适当食用富含B族维生素的五谷类、肉类、蔬菜等，以缓解疲劳、保护肝脏、提供充足的热量。

◎ 熬夜工作者要供给充足的维生素A，因为维生素A可调节视网膜感光物质——视紫的合成，能提高熬夜工作者对昏暗光线的适应力，防止视觉疲劳。

◎ 熬夜工作者劳动强度大，耗能多，应注意优质蛋白质的补充。

◎ 宜食用富含膳食纤维的食物。

✖ 忌食油腻、不易消化的食物。

吃这些很有效

杏仁胡萝卜米糊

材料： 粳米、糙米各50克，杏仁20克，胡萝卜15克，冬瓜100克，白菜心适量。

做法： ❶ 将粳米、糙米分别浸泡至软；冬瓜切丁；胡萝卜切丁；白菜心切丁。

❷ 将所有材料一同放入米糊机中，加入适量清水，制成米糊即可。

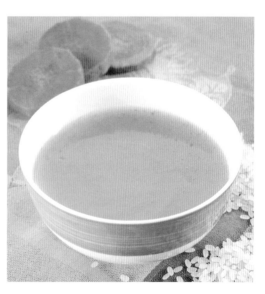

乌梅糙米糊

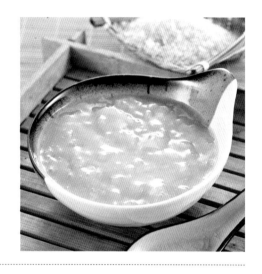

材料：粳米、糙米各50克，乌梅5颗，白糖适量。

做法：❶ 将粳米、糙米分别浸泡至软，淘洗干净；乌梅泡软去核，切碎。

❷ 将泡好的粳米、糙米和乌梅一同放入米糊机中，加入清水，制成米糊。

❸ 加入白糖调味即可。

西蓝花胡萝卜汁

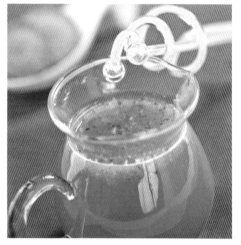

材料：西蓝花50克，胡萝卜100克，茴香少许。

做法：❶ 将西蓝花、胡萝卜均洗净，西蓝花掰成小朵，胡萝卜去皮后切成2厘米见方的小块。

❷ 将西蓝花、胡萝卜块与茴香一起放入榨汁机中，加入纯净水榨汁即可。

桑菊竹叶茶

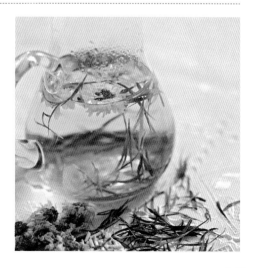

材料：桑叶、菊花各5克，苦竹叶、白茅根各30克，薄荷3克，白糖20克。

做法：❶ 将以上茶材放入杯内，开水冲泡10分钟即可饮用。

❷ 或者把前5种茶材放入锅内，加3碗水在火上煎煮5分钟，最后加入白糖调味即可。

体力劳动者 均衡营养 ＋ 补充水分

体力劳动者消耗的热量通常要比脑力劳动者高出1000～1500千卡，因此，在日常的饮食中应选择一些高热量的食物，如肉类、蛋类等。由于具体工作内容及劳动强度各有差异，因此，体力劳动者的身体状况也各有不同。如经常弯腰者可能会出现腰肌劳损；久站的人会出现下肢静脉曲张等。

应该吃什么

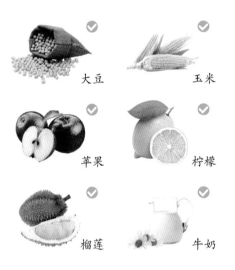

大豆　　　　　　玉米

苹果　　　　　　柠檬

榴莲　　　　　　牛奶

怎么吃最好

✅ 宜注意饮食的搭配及营养的均衡。饮食选择不应单一，要多样化，以免造成营养失调。

✅ 由于体力劳动者能量消耗较大，因此宜多吃富含碳水化合物、脂肪的食物，如五谷类、肉类、蛋类等。

✅ 应注意水分的补充。在劳动过程中，汗液会不断排出体外，因此应注意为身体补水。

✅ 应注意维生素的补充，尤其是水溶性维生素。

吃这些很有效

红绿甜米糊

材料：粳米50克，绿豆、胡萝卜各30克，白糖适量。

做法：❶ 将粳米、绿豆分别浸泡至软，淘洗干净；胡萝卜洗净，去皮，切丁。

❷ 将粳米、绿豆和胡萝卜丁一同放入米糊机中，加入适量清水，制成米糊。

❸ 加入白糖调味即可。

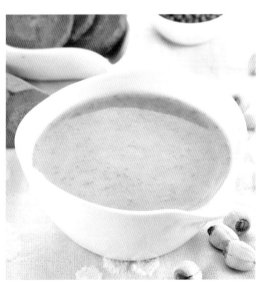

枸杞莲子大豆浆

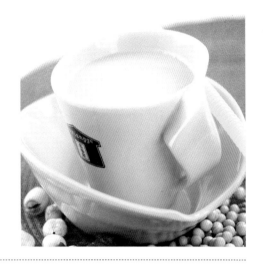

材料：大豆50克，枸杞子、莲子各5克。

做法：❶ 将大豆用清水浸泡至软，洗净；枸杞子洗净，用清水泡软。

❷ 将泡好的大豆、枸杞子和莲子一同倒入全自动豆浆机中，加入适量清水煮成豆浆即可。

　　莲子对心脏是非常好的，经常食用能让人心气足，改善心烦意乱等不适。

蔬菜浓汁

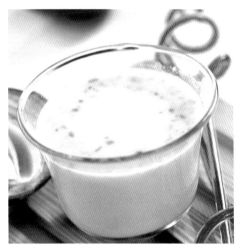

材料：西蓝花2朵，土豆1/4个，洋葱1/8个，牛奶1杯，盐、胡椒各少许。

做法：❶ 土豆、洋葱均去皮，洗净，切片。

❷ 将做法❶中的材料与西蓝花一起放入锅中，加水至没过材料，煮10分钟。

❸ 将所有材料连同做法❷中的汤汁一起倒入榨汁机中搅打成汁即可。

毛豆青椒牛奶汁

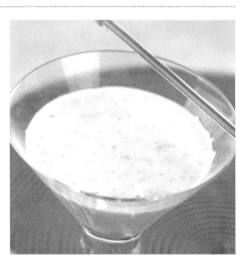

材料：带荚毛豆200克，青椒1个，菠萝50克，牛奶半杯。

做法：❶ 毛豆煮熟后，剥除豆荚。

❷ 青椒洗净，去蒂、去籽，切成2厘米见方的片。

❸ 菠萝去皮，切成2厘米见方的块状。

❹ 将所有材料一起放入榨汁机中搅打成汁即可。

脑力劳动者 滋补性中药 + 新鲜蔬果

大脑是整个身体的指挥中心，如果无节制地增加大脑的负担，超出了大脑的承受能力，大脑就会不适，甚至引发病症，如神经衰弱、头晕耳鸣、心烦不适、睡眠不实、呼吸不畅、尿频、尿急、遗精、阳痿、高血压及冠心病等。因此，平时应注意科学用脑。

应该吃什么

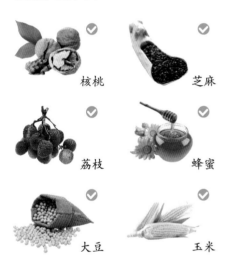

核桃　　　　　芝麻

荔枝　　　　　蜂蜜

大豆　　　　　玉米

怎么吃最好

◎ 脑力劳动者宜食用的食物和中药有核桃、芝麻、桂圆、荔枝、桃仁、松子、黑木耳、黄花菜、香菇、猪脑、猪心、蜂蜜、大豆、鱼类、黄鳝、天麻及川芎等。

◎ 注意合理膳食，保证营养均衡，多吃蔬菜和水果。

◎ 长期过度用脑的人，一定要注意给大脑补充营养，平时多吃健脑的食物，也可适当服用健脑的保健药物。

✖ 不宜多吃含糖和脂肪高的食物，以免导致身体肥胖，引发其他疾病。

吃这些很有效

海带芝麻米糊

材料：粳米100克，熟黑芝麻、海带、盐各适量。

做法：❶ 将粳米浸泡至软，淘洗干净；水发海带洗净，切丁。

❷ 将粳米、熟黑芝麻、海带丁放入米糊机中，加入清水，制成米糊。

❸ 加入盐调味即可。

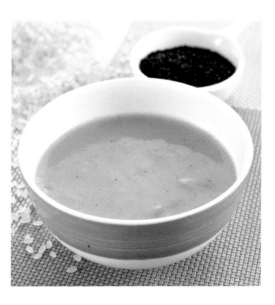

花生核桃米糊

材料：粳米100克，腰果、熟花生、核桃仁各20克，白糖适量。

做法：❶ 将粳米浸泡至软，淘洗干净。

❷ 将粳米、腰果、熟花生、核桃仁一同放入米糊机中，加水，制成米糊。

❸ 加入白糖调味即可。

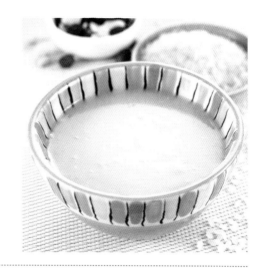

蜂蜜核桃仁豆浆

材料：大豆60克，核桃仁40克，蜂蜜1小匙。

做法：❶ 将大豆用清水浸泡至软，洗净；核桃仁碾成末。

❷ 将泡好的大豆和核桃仁末一同倒入全自动豆浆机中，加入适量水煮成豆浆。

❸ 将豆浆晾至温热，淋入适量蜂蜜调味后即可饮用。

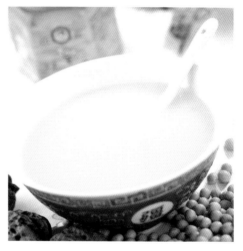

莲子冰糖茶

材料：绿茶10克，莲子30克，冰糖20克。

做法：❶ 将莲子与冰糖放入锅中，以沸水冲泡，至冰糖溶化。

❷ 将绿茶放入杯中，以热水冲泡，3分钟后取茶汤。

❸ 将茶汤与莲子汤混合搅匀即可饮用。

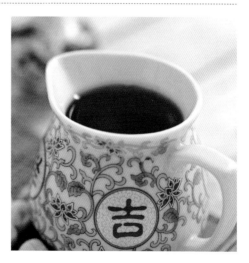

儿童 均衡营养 + 摄取维生素

　　每位家长都希望自己的孩子能健康成长、头脑聪慧，这就要求家长们要注重孩子的饮食营养，避免不利于健康的饮食。另外，还要让孩子养成良好的生活习惯，加强体育锻炼，生活更有规律。儿童处于身体快速生长发育阶段，应注意营养的全面性和均衡性，同时应注意为其补充促进脑部发育的各种营养。

应该吃什么

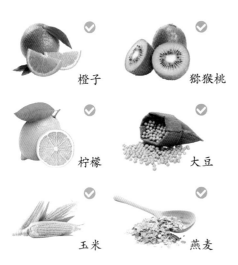

橙子　　　　猕猴桃

柠檬　　　　大豆

玉米　　　　燕麦

怎么吃最好

- 宜补充富含β-胡萝卜素、维生素C、维生素E及B族维生素的食物，以抵抗氧自由基对细胞的伤害，维持身体健康。
- 宜多吃富含碳水化合物的食物。
- 宜摄取牛奶和奶制品。
- ❌ 忌吃坚硬不易消化的食物。由于儿童的消化系统器官较稚嫩，因此，必须保证食物容易消化吸收。
- ❌ 忌让孩子摄取过甜、过咸、过辣及油炸类的食物。
- ❌ 忌喝碳酸饮料。

吃这些很有效

花生绿豆米糊

材料：粳米50克，熟花生、核桃仁各15克，绿豆、红豆各20克，去核大枣、枸杞子各10克，熟黑芝麻5克。

做法： ❶ 将粳米、绿豆、红豆分别浸泡至软，洗净。

❷ 将所有材料一同放入米糊机中，加适量清水，制成米糊即可。

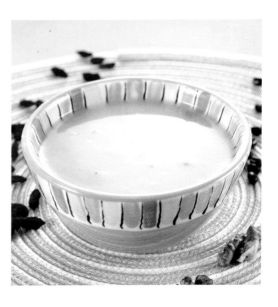

核桃牛奶米糊

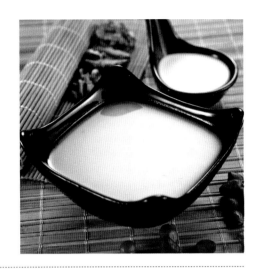

材料： 粳米50克，牛奶200毫升，熟花生、核桃仁各少许，白糖适量。

做法： ❶ 将粳米浸泡至软，洗净。

❷ 将除白糖外的所有材料一同放入米糊机中，加入清水，制成米糊。

❸ 根据个人喜好加入白糖调味即可。

　　核桃仁是中成药的重要辅料，有顺气补血、止咳化痰、润肺补肾等功能。

玉米绿豆米糊

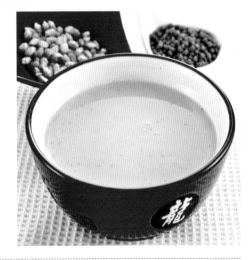

材料： 粳米、绿豆各40克，鲜玉米粒15克，白糖适量。

做法： ❶ 将粳米、绿豆分别浸泡至软，淘洗干净；玉米粒洗净。

❷ 将粳米、绿豆、玉米粒一同放入米糊机中，加入清水，制成米糊。

❸ 加入白糖调味即可。

燕麦黑芝麻豆浆

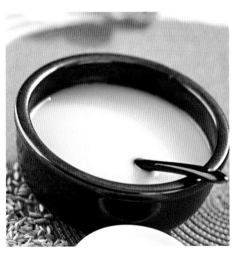

材料： 大豆50克，燕麦30克，熟黑芝麻10克，冰糖适量。

做法： ❶ 将大豆用清水浸泡至软后洗净；燕麦淘洗干净后用清水浸泡2小时；熟黑芝麻碾成末。

❷ 将除冰糖外的所有材料一同倒入全自动豆浆机中，加适量水煮成豆浆。

❸ 将豆浆过滤，加冰糖调味即可。

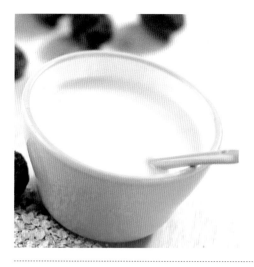

核桃燕麦豆浆

材料： 大豆60克，核桃仁、燕麦片各15克。

做法： ❶ 将大豆用清水浸泡至软，洗净；核桃仁切小块。

❷ 将泡好的大豆和核桃仁块、燕麦片一同放入全自动豆浆机中，加适量水煮成豆浆即可。

　　燕麦性味甘平，能益脾养心、敛汗，有较高的营养价值。

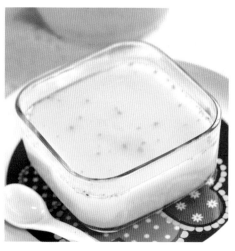

香蕉酸奶汁

材料： 酸奶1大杯，香蕉1根，豆粉1大匙。

做法： ❶ 香蕉去皮后切成小块，与豆粉、酸奶一同放入榨汁机中。

❷ 先加入200毫升温开水打至细密，再加入100毫升温开水打匀即可。

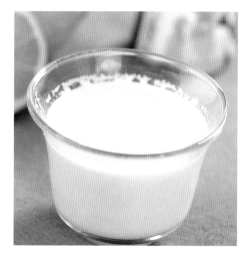

酸奶柠檬汁

材料： 柠檬1个，酸奶150毫升，蜂蜜1小匙，碎冰适量。

做法： ❶ 柠檬洗净，对半切开，挤汁备用。

❷ 将柠檬汁和酸奶放入摇杯中，加入蜂蜜摇匀，倒入杯中后加入碎冰即可。

　　柠檬片含有大量的维生素C，利于烟民；柠檬还有利于人体脂肪的减少，是美女们减肥的最佳选择之一。

香瓜油菜柠檬汁

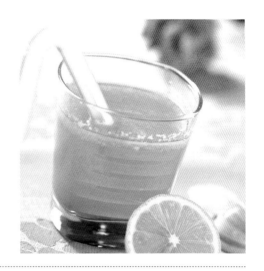

材料：香瓜半个，油菜1棵，柠檬2片。

做法：❶ 香瓜洗净，去瓤、籽，切成2厘米见方的小块；油菜洗净，切碎；柠檬去皮，切块。

❷ 将1杯凉开水倒入榨汁机中，再将以上材料倒入，榨汁即可。

现代研究表明，常吃油菜，能降低血清胆固醇，减少动脉硬化形成。

百香果菠萝汁

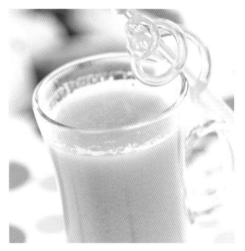

材料：菠萝半个，百香果2个，蜂蜜1小匙。

做法：❶ 菠萝去皮并切块；百香果洗净，挖出果肉，备用。

❷ 将所有材料及50毫升凉开水放入榨汁机中打匀，滤渣，倒入杯中，调入适量蜂蜜即可。

思念苹果橙子汁

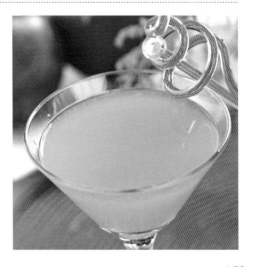

材料：柠檬、苹果各半个，橙子3个，冰块适量。

做法：❶ 橙子、柠檬对半切开，切小丁；苹果去皮，切小丁，备用。

❷ 将橙子丁、柠檬丁和苹果丁及200毫升凉开水一起放入榨汁机中打匀，倒入杯中加入冰块即可。

中老年人 绿色食物 + 粗细搭配

中老年人生理机能减退，腺体分泌功能下降，咀嚼能力变差，食欲减退，消化能力下降，胃肠蠕动也变得缓慢，平时表现为吃得慢、排泄慢、消化差。中老年人可以根据自己的身体状况，选择适合自己的养生饮食，以增强对疾病的抵抗能力，延缓衰老，延年益寿。

应该吃什么

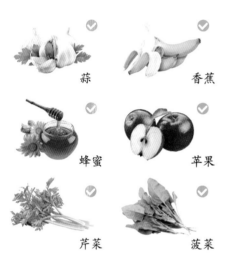

蒜　　　　香蕉

蜂蜜　　　苹果

芹菜　　　菠菜

怎么吃最好

- 宜多吃绿色食物，多吃粗粮，适量食用大蒜，注意饮食的合理搭配。
- 宜多吃鱼及含植物蛋白质和多种维生素的食物。
- 宜选用易于咀嚼、消化的食物。用蒸、炖、煮等方式烹制的食物，便于老年人咀嚼、吞咽、消化，还能提高老年人对食物的吸收率。
- 食物宜粗细搭配，不可过于精细。
- 宜坚持少食多餐的原则。
- ✗ 不宜多吃肥肉、盐以及油炸食物。

吃这些很有效

红豆核桃米糊

材料：小米、红豆各40克，玉米粒、核桃、红糖各适量。

做法：❶ 将小米、红豆分别浸泡至软，淘洗干净；玉米粒洗净；核桃去掉外壳。

❷ 将除红糖外的所有材料一同放入米糊机中，加入清水，制成米糊。

❸ 加入红糖调味即可。

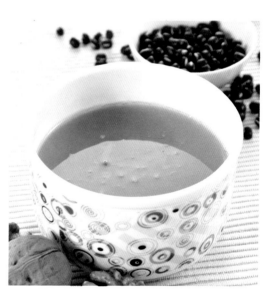

糙米南瓜米糊

材料： 粳米50克，南瓜（去籽）、山药各60克，糙米30克，盐适量。

做法： ❶ 将粳米、糙米浸泡至软，洗净；南瓜、山药洗净，去皮，切丁。

❷ 将除盐外的所有材料放入米糊机中制成米糊。

❸ 加入盐调味即可。

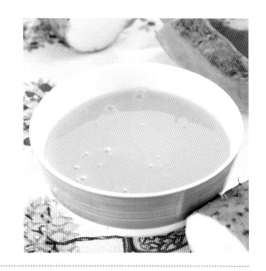

长寿五豆豆浆

材料： 大豆40克，黑豆、青豆、豌豆、花生各15克，冰糖适量。

做法： ❶ 将大豆、黑豆、青豆和豌豆分别加水泡至发软，捞出洗净；花生洗净。

❷ 将泡好的豆和花生一同放入全自动豆浆机中，加入适量水煮成豆浆。

❸ 将豆浆过滤，加入适量冰糖调味即可。

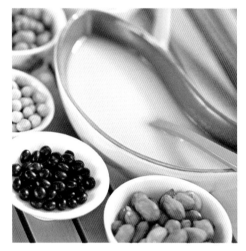

五谷延年豆浆

材料： 大豆80克，大米、小米、小麦仁、玉米渣各5克。

做法： ❶ 将大豆、大米、小米、小麦仁、玉米渣分别加水泡至发软，捞出洗净。

❷ 将所有泡好的材料一同放入全自动豆浆机中，加适量水煮成豆浆即可。

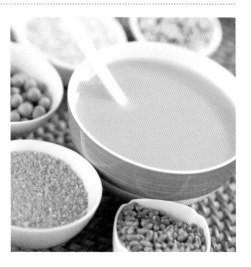

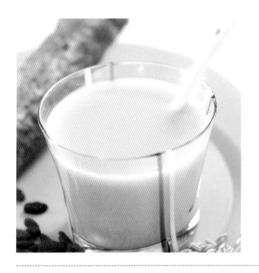

燕麦枸杞豆浆

材料： 大豆40克，山药20克，燕麦片、枸杞子各10克。

做法： ❶ 将大豆用清水浸泡至软后洗净；山药去皮洗净，切小丁；枸杞子用清水洗净，泡软，沥干。

❷ 将泡好的大豆、山药、燕麦片以及枸杞子一同倒入全自动豆浆机中，加入适量水煮成豆浆即可。

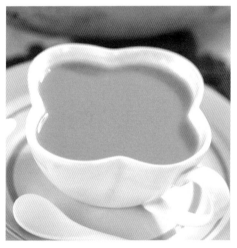

草莓香蕉豆浆

材料： 大豆100克，草莓2颗，香蕉半根，白糖适量。

做法： ❶ 将大豆加水泡至软，捞出洗净；草莓去蒂、洗净；香蕉去皮后切成小块。

❷ 将做法❶中的材料放入全自动豆浆机中，加入适量水煮成豆浆，加入白糖调味即可。

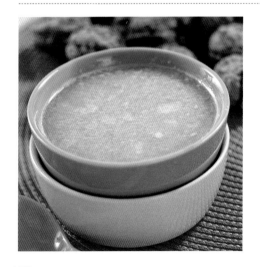

唤颜醒肤菠萝汁

材料： 菠萝、橙子各50克，核桃10克。

做法： ❶ 将菠萝、橙子分别洗净，均去皮后切成小块。

❷ 核桃去壳，切碎，备用。

❸ 将所有材料放入榨汁机中，加入适量的凉开水，搅打均匀即可。

五蔬果汁

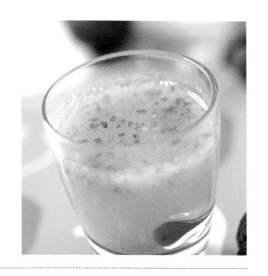

材料：小麦草100克，苹果1个，哈密瓜半个，南瓜籽、核桃各少许，柠檬汁、蜂蜜各1小匙。

做法：❶ 将小麦草洗净；苹果洗净，去核及籽；哈密瓜对半剖开，挖除内籽，切成小块，备用。

❷ 将所有材料放入榨汁机中搅打成汁，滤渣后，倒入杯中，搅匀即可。

南瓜牛奶果菜汁

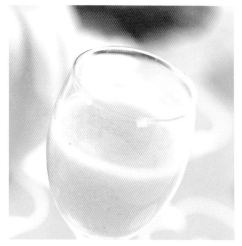

材料：南瓜120克，牛奶150毫升，脱脂奶粉1大匙，小麦胚芽粉半匙，什锦水果（切片）少许，柠檬汁1大匙，蜂蜜2小匙。

做法：❶ 南瓜洗净，去皮，切块，放入电锅蒸20分钟，放凉，备用。

❷ 将除蜂蜜外的其余材料放入榨汁机中搅打成汁，倒入杯中。

❸ 加入蜂蜜调匀即可。

芹菜香瓜汁

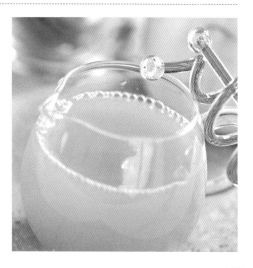

材料：芹菜300克，鸡蛋（取蛋黄）1个，柠檬1/4个，香瓜1个，蜂蜜1小匙。

做法：❶ 香瓜去皮及籽，切丁；芹菜洗净，去老皮，切成小丁；柠檬挤汁，以留备用。

❷ 将全部材料放入榨汁机中打匀，倒入杯中即可。

孕妇 合理膳食 + 定时定量

　　女性怀孕后，其生理机能会发生重大变化，胎儿的生长使母体血容量增加，乳房和子宫开始增大，营养的摄取量也大大增加。女性怀孕期间，如果饮食营养不合理，不注意孕期养生，会影响胎儿发育，严重者还可导致流产、早产、难产、死产及胎死腹中等危险。

应该吃什么

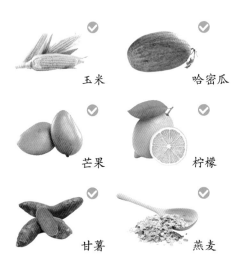

玉米　　　　　哈密瓜

芒果　　　　　柠檬

甘薯　　　　　燕麦

怎么吃最好

✅ 孕早期，宜确保全面且合理的营养，包括优质蛋白质、无机盐及维生素的供给。

✅ 宜多吃富含维生素C、维生素A和无机盐的新鲜蔬菜和水果，以增加肠蠕动、防止便秘。

✅ 妊娠中后期，宜选择富含蛋白质、钙及维生素的食物。

✅ 宜多吃清淡食物。

✅ 饮食宜定时定量，遵循代谢规律，定时适量进餐。

❌ 不宜吃咸鱼、咸蛋及腌制品。

吃这些很有效

百合大枣米糊

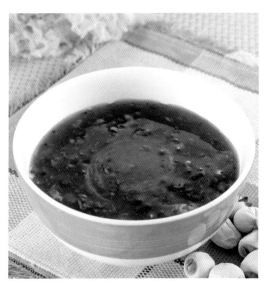

材料：粳米100克，银耳30克，鲜百合、去芯莲子各20克，大枣3颗，白糖适量。

做法：❶ 将粳米、莲子浸泡至软，洗净。

❷ 将除白糖外的材料一同放入米糊机中，加适量清水，制成米糊。

❸ 加入白糖调味即可。

银耳百合黑豆浆

材料：黑豆50克，水发银耳、鲜百合各30克。

做法：❶ 将黑豆用清水浸泡至软，洗净；水发银耳择洗干净，撕成小朵；鲜百合择洗干净，分成小瓣。

❷ 将泡好的黑豆、水发银耳和鲜百合瓣一同倒入全自动豆浆机中，加入适量清水，煮成豆浆即可。

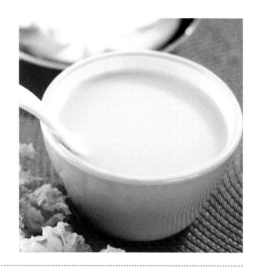

豌豆小米豆浆

材料：大豆60克，鲜豌豆、小米各30克，冰糖适量。

做法：❶ 将大豆用清水浸泡至软，洗净；小米淘洗干净，用清水浸泡2小时；鲜豌豆洗净。

❷ 将泡好的大豆、小米和鲜豌豆一同倒入全自动豆浆机中，加适量水煮成豆浆。

❸ 将豆浆过滤，加冰糖调味即可。

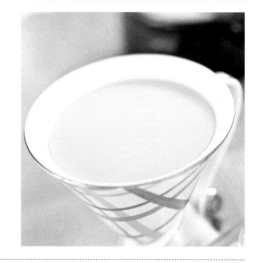

哈密瓜奶汁

材料：小黄瓜半根，西蓝花1/4个，哈密瓜半个，牛奶300毫升。

做法：❶ 将小黄瓜、西蓝花、哈密瓜分别洗净，再分别切成小丁。

❷ 将西蓝花用开水氽烫，放入凉开水中漂凉，捞起与小黄瓜丁、哈密瓜丁、牛奶用榨汁机打至细密即可。

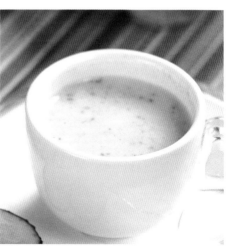

产妇 气虚同补 ＋ 清淡饮食

产褥期女性由于产后失血，元气大亏，加之又要哺乳，应补充大量营养，促进产妇身体早日恢复健康，同时也有利于婴儿的生长发育，正如民间素有的"产后宜补"的说法。由于每个人体质不同，进补的方式、分量也会不同。因此，要依照个人体质调配膳食，搭配营养价值高的食材，提供给产褥期女性所需之营养，帮助其迅速恢复元气。

应该吃什么

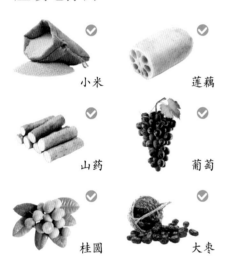

小米　　　　　莲藕

山药　　　　　葡萄

桂圆　　　　　大枣

怎么吃最好

◎ 宜吃具有催乳作用及使乳汁增多的食物，如小米粥、麦粉糊等。

◎ 为保证母乳充足，产妇可在产后十天或半个月以后喝鸡汤进补。

◎ 气血虚弱的产妇宜多选具有益气、补血、养血作用的食物。

◎ 产后调补宜清淡且易消化，不宜过度肥腻辛香，以免腻胃滞脾，可食用莲藕、黄豆芽、海带、莴笋、水果等食物。

✗ 忌食具有回乳作用的食物，如麦芽、花椒等。

吃这些很有效

牛奶二米糊

材料：粳米、糙米各50克，鲜猪肝丁50克，牛奶200毫升，白糖适量。

做法：❶ 将粳米、糙米分别浸泡至软，淘洗干净。

❷ 将除白糖外的所有材料一同放入米糊机中，加入清水，制成米糊。

❸ 加入白糖调味即可。

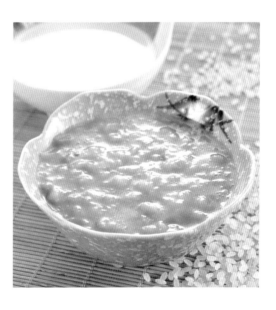

甘薯燕麦豆浆

材料：甘薯、山药各15克，大豆30克，大米、小米、燕麦片各10克。

做法：❶ 将大豆用清水浸泡至软，洗净；大米和小米淘洗干净，用清水浸泡2小时；甘薯、山药分别洗净，去皮后切丁。

❷ 将泡好的大豆、甘薯丁、山药丁、大米、小米和燕麦片一同倒入全自动豆浆机中，加适量水煮成豆浆即可。

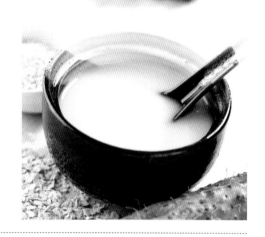

红豆大枣豆浆

材料：大豆50克，红豆、大枣各25克，冰糖适量。

做法：❶ 将大豆用清水浸泡至软，洗净；红豆淘洗干净，用清水浸泡至软；大枣洗净，去核后切成末。

❷ 将泡好的大豆、红豆和大枣末一同倒入全自动豆浆机中，加适量水煮成豆浆。

❸ 将豆浆过滤，加冰糖调味即可。

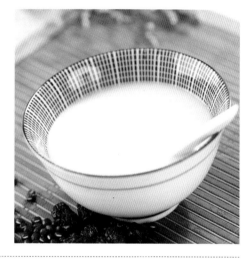

美肤纤腰果汁

材料：柠檬1个，小西红柿10个，芹菜1根，小黄瓜10克，蜂蜜少许。

做法：❶ 将小西红柿、芹菜、小黄瓜、柠檬分别洗净后切成小块。

❷ 将小西红柿块、芹菜块、小黄瓜块、柠檬块同适量水一起放入榨汁机中搅打均匀，再加入蜂蜜调匀即可。

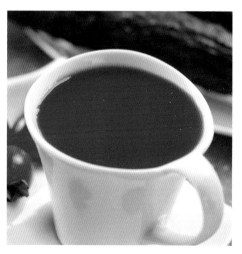

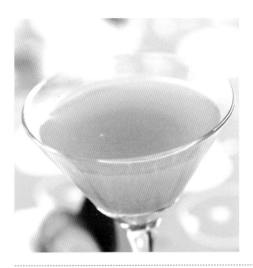

红白蔬菜汁

材料：胡萝卜、白萝卜各500克，芹菜200克，圆白菜100克，柠檬汁1小匙。

做法：❶ 将胡萝卜、白萝卜分别洗净，去皮，切块；芹菜洗净，切段；圆白菜洗净，剥小片。

❷ 将除柠檬汁外的材料加凉开水放入榨汁机中搅打成汁，滤渣，倒入杯中，加入柠檬汁调匀即可。

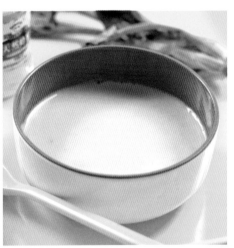

菠菜葡萄奶汁

材料：橙子50克，菠菜10克，葡萄5颗，鲜牛奶200毫升，蜂蜜1小匙。

做法：❶ 将橙子去皮，去籽，切块；菠菜洗净，切段；葡萄去皮，去籽。

❷ 将葡萄放入榨汁机中，并加入剩余材料，搅打成汁即可。

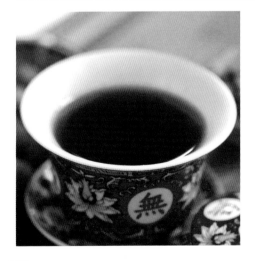

桂圆大枣养血茶

材料：桂圆肉30克，大枣3颗。

做法：❶ 将大枣去核切碎，与桂圆肉一起放入容器内。

❷ 用沸水冲泡，加盖闷15～20分钟，去渣取汁后备用。

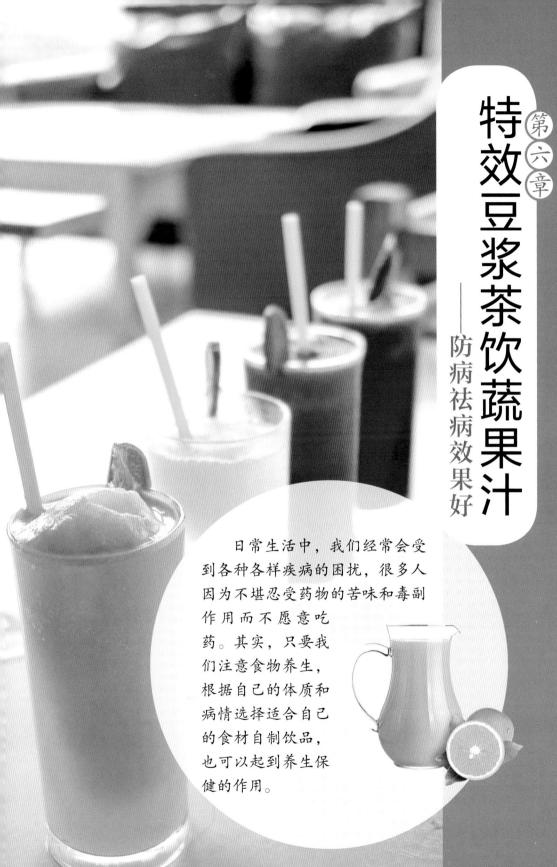

第六章

特效豆浆茶饮蔬果汁

——防病祛病效果好

日常生活中，我们经常会受到各种各样疾病的困扰，很多人因为不堪忍受药物的苦味和毒副作用而不愿意吃药。其实，只要我们注意食物养生，根据自己的体质和病情选择适合自己的食材自制饮品，也可以起到养生保健的作用。

高脂血症 摄取蛋白质 + 少油少盐

高脂血症是现代都市常见病之一。人体血液中的胆固醇含量增高或三酰甘油的含量增高或两者皆增高的症状，称为高脂血症。合理的饮食与生活方式能有效对抗高脂血症。凭借营养丰富的蔬果汁及时补充营养素，规律作息时间，适当运动，使酸性体质得以改善，保健效果才能更加明显。

应该吃什么

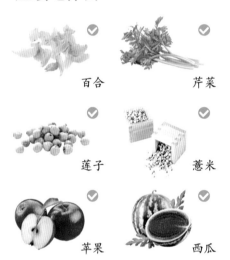

百合　　　　　芹菜

莲子　　　　　薏米

苹果　　　　　西瓜

怎么吃最好

☑ 宜多吃含蛋白质且清淡、易消化的食物，如脱脂牛奶、鸡肉、豆制品等。

☑ 宜多吃富含牛磺酸的食物，如海带、紫菜等。

☑ 宜多吃含纤维素多的蔬菜，如南瓜。

☑ 宜用植物油烹调，尽量减少动物油脂的摄入。

✘ 体重超重或肥胖者要注意节制饮食，忌食纯糖食品及甜食。

✘ 平时应尽量避免吃脂肪含量高的食物，如动物内脏、肥肉、皮蛋等。

吃这些很有效

百合黑木耳糊

材料： 粳米80克，水发黑木耳、鲜百合各20克，干山楂片25克。

做法： ❶ 将粳米浸泡至软；水发黑木耳、鲜百合分别洗净，撕小片；干山楂片泡发，去籽。

❷ 将所有材料一同放入米糊机中制成米糊。

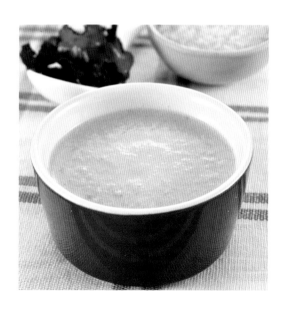

荞麦山楂豆浆

材料：大豆60克，荞麦25克，山楂10克，冰糖适量。

做法：❶ 将大豆用清水浸泡至软，洗净；荞麦淘洗干净，用水浸泡2小时；山楂洗净，去蒂、籽。

❷ 将泡好的大豆、荞麦和山楂一同倒入全自动豆浆机中，加适量水煮成豆浆。

❸ 将豆浆过滤，加冰糖拌匀调味即可。

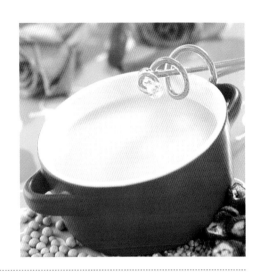

柠檬陈皮豆浆

材料：红豆50克，薏米30克，蜜炼陈皮、蜜炼柠檬片各10克，冰糖适量。

做法：❶ 红豆淘洗干净，用水浸泡至软；薏米淘洗干净，用水浸泡2小时；陈皮、柠檬片均切碎末。

❷ 将除冰糖外的所有材料一同倒入全自动豆浆机中，加入适量水煮成豆浆。

❸ 将豆浆过滤，加冰糖拌匀调味即可。

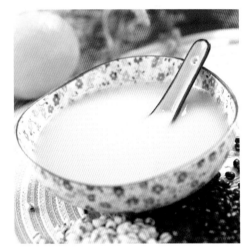

荞麦薏米豆浆

材料：大豆50克，薏米25克，荞麦15克。

做法：❶ 将大豆用清水浸泡至软，洗净；薏米、荞麦分别淘洗干净，放入清水中浸泡2小时。

❷ 将大豆、薏米和荞麦一同倒入全自动豆浆机中，加入适量水煮成豆浆即可。

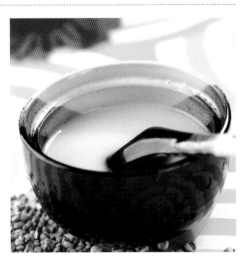

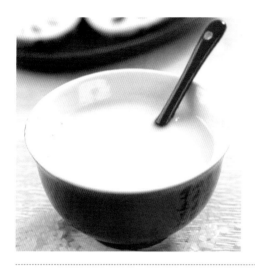

大米莲藕豆浆

材料：大豆、大米、莲藕各40克，绿豆25克。

做法：❶ 将大豆用清水浸泡至软后洗净；绿豆淘洗干净，用清水浸泡4~6小时；大米淘洗干净；莲藕去皮，洗净，切丁。

❷ 将泡好的大豆和大米、绿豆、莲藕丁一同倒入全自动豆浆机中，加适量水煮成豆浆即可。

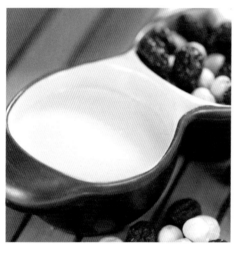

大枣莲子豆浆

材料：大豆50克，大枣5颗，莲子10克，冰糖适量。

做法：❶ 将大豆用清水浸泡至软，洗净备用；莲子洗净后浸泡2小时；大枣洗净后去核。

❷ 将大枣、莲子和泡好的大豆一同放入全自动豆浆机中，加入适量水煮成豆浆。

❸ 将豆浆过滤后加入冰糖调味即可。

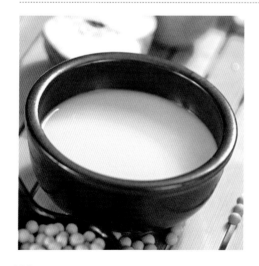

苹果水蜜桃豆浆

材料：大豆100克，水蜜桃半个，苹果半个，白糖适量。

做法：❶ 将大豆加水泡至软，捞出洗净；苹果、水蜜桃分别去皮，切成小块。

❷ 将苹果块、水蜜桃块和泡好的大豆一同放入全自动豆浆机中，加入适量水煮成豆浆。

❸ 将豆浆过滤后加入白糖调味即可。

木瓜葡萄乳汁

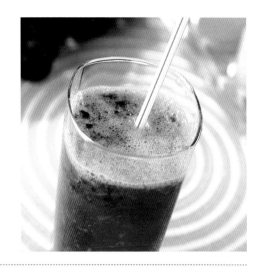

材料： 木瓜1个，葡萄5颗，炼乳1大匙。

做法： ❶ 将木瓜洗净，放入榨汁机中，加适量凉开水打碎，再将木瓜汁倒入杯中。

❷ 将葡萄、炼乳、凉开水倒入榨汁机中打至细密，倒在木瓜汁上。

❸ 将100毫升凉开水倒在葡萄汁上即可。

樱桃菠萝汁

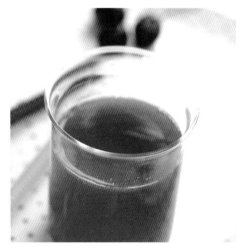

材料： 樱桃10颗，菠萝1/8个，酸奶2瓶。

做法： ❶ 菠萝、樱桃分别洗净，切片，与1瓶酸奶一起倒入榨汁机中搅打。

❷ 待果汁打至细密，再加入另1瓶酸奶，继续搅打均匀。

> 樱桃的含铁量特别高，常食樱桃可补充体内对铁元素的需求，促进血红蛋白再生，既可防治缺铁性贫血，又可增强体质。

清爽菠萝西瓜汁

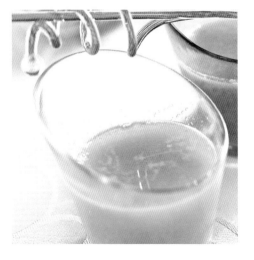

材料： 西瓜100克，菠萝80克，柠檬汁1.5小匙，蜂蜜1大匙。

做法： ❶ 西瓜去皮及籽，切小块；菠萝去皮，切小块，备用。

❷ 将西瓜块、菠萝块放入榨汁机中，加入30毫升凉开水将其打匀成汁，滤渣，倒入杯中。

❸ 杯中加入柠檬汁、蜂蜜，调味即可。

高血压 补充维生素 + 低盐少糖

高血压是指动脉血压异常增高，患者常无明显症状，多见于中老年人。偏好过于油腻与重口味食物的饮食习惯是导致高血压的主要原因。此外，生活压力与紧张情绪也容易造成血管的收缩而使血压上升。除了依靠降压药有效抑制高血压之外，还可以通过饮食来调节血压。

应该吃什么

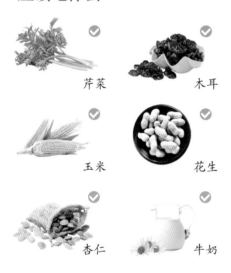

芹菜　　木耳

玉米　　花生

杏仁　　牛奶

怎么吃最好

☑ 宜多食低盐、低脂、高钾类食物，还应及时补充维生素和微量元素。

☑ 宜多吃水果、蔬菜、谷物，它们能帮助增加钾的摄入，有助于降压。

☑ 宜多吃水果、蔬菜、谷物。

✗ 忌过量饮酒，大量饮酒会增加患高血压的风险。

✗ 忌食用高脂肪、含盐量高的食物以及糖果、蛋糕等甜味较重的食品。

吃这些很有效

粳米芹菜奶糊

材料：粳米50克，芹菜20克，酸奶、牛奶、白糖各25克。

做法：❶ 将粳米泡软，淘洗干净；芹菜洗净，切丁。

❷ 将除白糖外的所有材料一同放入米糊机中，加入清水，制成米糊。

❸ 加入白糖调味即可。

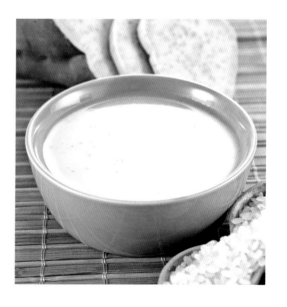

黑青豆薏米豆浆

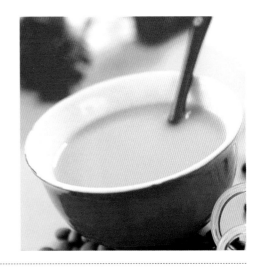

材料：黑豆50克，青豆、薏米各25克，冰糖适量。

做法：❶ 将黑豆和青豆用清水浸泡至软，洗净；薏米淘洗干净，用清水浸泡2小时。
❷ 将浸泡好的黑豆、青豆和薏米一同倒入全自动豆浆机中，加入适量清水煮成豆浆。
❸ 将豆浆过滤，加入冰糖调味即可。

大豆桑叶黑米浆

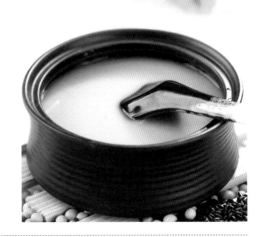

材料：大豆50克，黑米、鲜桑叶各适量。

做法：❶ 将大豆用清水浸泡至软，洗净；黑米淘洗干净，用清水浸泡2小时，淘洗干净；鲜桑叶洗净后备用。
❷ 将泡好的大豆、黑米和鲜桑叶一同倒入全自动豆浆机中，加入适量清水煮成豆浆即可。

芹菜菠萝奶汁

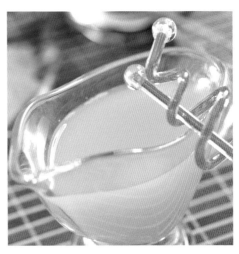

材料：芹菜100克，菠萝50克，牛奶1/4杯。

做法：❶ 芹菜洗净，切小段；菠萝去皮，切小块，备用。
❷ 将所有材料放入榨汁机中搅打均匀，倒入杯中即可。

芹菜含可使血管扩张的酸性物质，具有强大的降压作用。

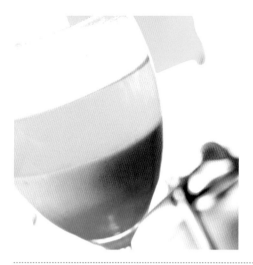

西柚黄瓜汁

材料：西柚1个，黄瓜60克，甘草6克，蜂蜜适量。

做法：❶ 用200毫升开水泡甘草，晾凉。❷ 将西柚去皮，切块；黄瓜洗净，切块。❸ 将除蜂蜜外全部材料放入榨汁机中，加适量凉开水，打匀后调入蜂蜜即可饮用。

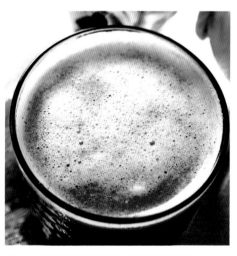

姜椒胡萝卜汁

材料：菠萝半个，胡萝卜1根，辣椒1个，姜3片。

做法：❶ 将胡萝卜洗净，切成片；辣椒洗净，切成4半，去籽；菠萝去皮，切块。❷ 把准备好的胡萝卜片、辣椒、姜片、菠萝块一同放入榨汁机中搅打成汁，将榨出的汁倒入准备好的玻璃杯中即可饮用。

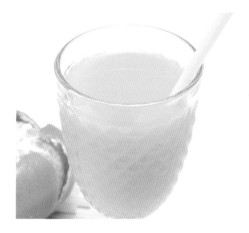

橘子萝卜汁

材料：橘子2个，白萝卜1根，冰块少许。

做法：❶ 将橘子洗净，去皮，剥成小瓣；白萝卜洗净，去皮，切成长条。❷ 将二者分别放入榨汁机中榨成汁。❸ 先将冰块放入杯中，再将橘子与白萝卜的混合汁倒入，调匀后即可饮用。

苹果芦笋芹菜汁

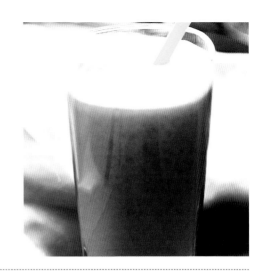

材料： 苹果1个，芦笋30克，芹菜60克，柠檬半个，蜂蜜适量。

做法： ❶ 将苹果、芦笋、芹菜、柠檬分别洗净，切碎。

❷ 将除蜂蜜外的所有材料一同放入榨汁机中，待汁液完全榨出后，倒入准备好的玻璃杯中，再加入蜂蜜调味即可。

苹果蜜茶

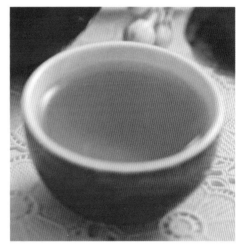

材料： 苹果皮50克，绿茶3克，蜂蜜25克。

做法： ❶ 将苹果皮清洗干净，放入砂锅中，煮至水沸皮烂，滤出汤汁。

❷ 将绿茶放入杯中，用苹果皮汁冲泡，待茶温稍降，放入蜂蜜调味即可。

> 蜂蜜可以促使胃酸正常分泌，还有增强肠蠕动的作用，能显著缩短排便时间。另外，蜂蜜还有润肺、止咳的功效。

木耳大枣饮

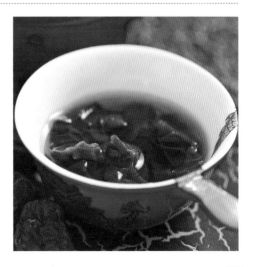

材料： 黑木耳30克，去核大枣20颗，冰糖适量。

做法： ❶ 将黑木耳泡软洗净后，撕成小朵，沥干备用。

❷ 锅中加入600毫升的清水，放入黑木耳、冰糖，连同大枣一同煮10分钟左右。

❸ 倒入碗中，连同汤汁一起饮用即可。

低血压 高钠、高胆固醇饮食 + 气血同补

低血压常伴有乏力、头晕、眼前发黑等自觉症状。低血压常见于女性、贫血或失血过多者、中老年人、缺乏运动者、长期卧床者及部分脊髓疾病患者等。血压的正常变化范围较大，会随性别、年龄、体质及环境因素等不同而异，偶然的低血压症状无需过于紧张，只要通过膳食调理就可以平衡控制血压。

应该吃什么

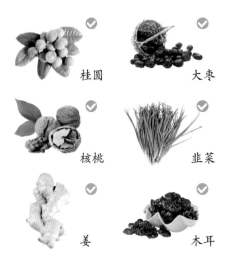

桂圆　　　　　大枣

核桃　　　　　韭菜

姜　　　　　　木耳

怎么吃最好

☑ 宜多食一些具有温脾肾、升阳气的食物，如羊肉、公鸡肉、酒、胡椒、辣椒、韭菜、浓茶、咖啡等。

☑ 宜多吃桂圆、大枣、核桃等食物，可有效缓解低血压症状。

☑ 宜适当选择一些高钠、高胆固醇饮食，以提高血胆固醇浓度，增加动脉紧张度，使血压上升。

✖ 不宜多吃以下食物，如芹菜、冬瓜、山楂、红豆等，它们有降低血压的作用。

吃这些很有效

大枣薏米糊

材料：粳米、薏米各100克，水发黑木耳、红豆各20克，去核大枣5颗。

做法：❶ 将粳米、薏米、红豆分别浸泡至软，淘洗干净；水发黑木耳撕小朵。

❷ 将所有材料一同放入米糊机中，加适量清水，制成米糊倒入碗中即可食用。

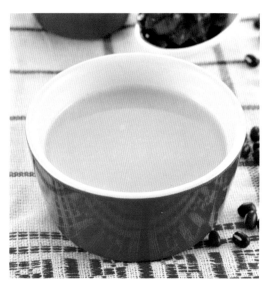

桂圆山药黑米浆

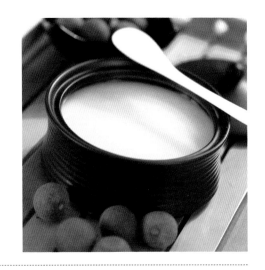

材料：大豆50克，山药30克，黑米、桂圆各适量。

做法：❶ 将大豆、黑米分别浸泡，洗净；山药去皮后洗净，切小块，汆烫片刻，捞出沥干；桂圆去皮、核，取肉。

❷ 将山药块、桂圆肉、黑米、泡好的大豆一同放入全自动豆浆机中，加水煮成豆浆即可。

草莓柠檬梨汁

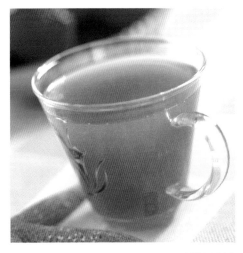

材料：草莓15颗，梨1个，柠檬粉1小匙。

做法：❶ 将草莓洗净，去蒂，切成小块；梨洗净，去皮及核，切成2厘米见方的块。

❷ 先在榨汁机中倒入1杯纯净水，再将草莓块和梨块放入，搅拌后倒入柠檬粉调味。

梨有降火、清心、润肺、化痰、止咳、退热、解疮毒和酒毒的功效，常食可补充人体的营养。

怀芝藕米茶

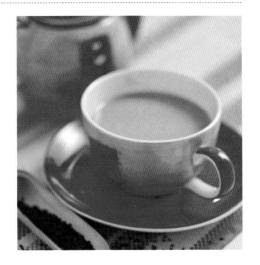

材料：怀山、黑芝麻、藕粉、大米、白糖各50克。

做法：❶ 将黑芝麻、大米均炒熟，然后与怀山共同研为细末。

❷ 加入藕粉和白糖。

❸ 每次取20克左右，用白开水冲服即可。

胆囊炎 新鲜蔬果 ✚ 多种植物油

　　胆囊炎是最常见的胆囊疾病，分为两种，即慢性胆囊炎和急性胆囊炎。慢性胆囊炎多是由急性胆囊炎迁延或胆结石刺激引起的慢性炎症。由于炎症反复发作使囊壁纤维组织增生，胆囊体积缩小，最后功能丧失，少数胆囊管梗阻致胆囊内积脓或白胆汁。肥胖、多次生育、40岁左右的女性发病率较高。

应该吃什么

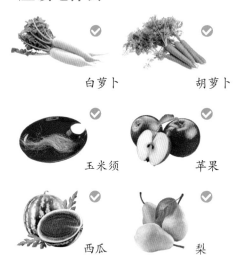

白萝卜　　　　　胡萝卜

玉米须　　　　　苹果

西瓜　　　　　　梨

怎么吃最好

◎ 宜吃富含蛋白质、碳水化合物、膳食纤维、维生素A的新鲜瓜果和蔬菜，如荸荠、青菜、冬瓜、丝瓜、西红柿、草莓、金橘、山楂、橘子等。

◎ 平时做饭宜用各种植物油，如玉米油、花生油、橄榄油、大豆油等。

◎ 宜吃各种豆类及豆制品，它们含有丰富的高质量蛋白质以及不饱和脂肪酸，有降低胆固醇的作用。

✖ 忌吃高脂肪和高胆固醇食物。

✖ 忌吃煎炸、油腻、爆炒的食物。

吃这些很有效

枸杞萝卜豆浆

材料： 大豆100克，枸杞子50克，胡萝卜20克，白糖适量。

做法： ❶ 将大豆加水泡软、洗净；枸杞子加水泡开，洗净；胡萝卜洗净后切丁。

❷ 将除白糖外的所有材料一同放入全自动豆浆机中，加入适量水煮成豆浆。

❸ 将豆浆过滤，加适量白糖调味即可。

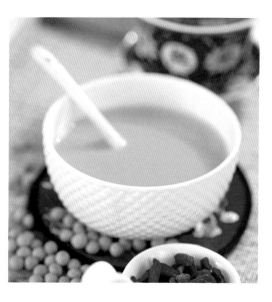

豆浆萝卜苹果汁

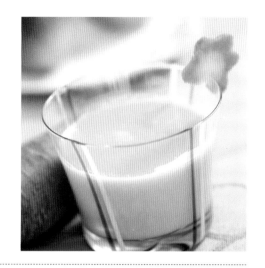

材料： 豆浆2杯，胡萝卜1根，苹果半个。

做法： ❶ 将苹果洗净，去核；胡萝卜洗净，去皮，均切成2厘米见方的小块。

❷ 将胡萝卜块、苹果块放入榨汁机中，加入豆浆榨成汁即可饮用。

> 胡萝卜富含维生素A，可促进机体的正常生长与繁殖，维持上皮组织、防止呼吸道感染，保持视力正常。

葡萄梨奶汁

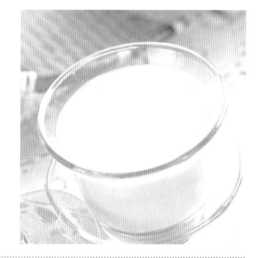

材料： 梨1个，牛奶300毫升，哈密瓜1/4个，葡萄干1小匙，炼乳适量。

做法： ❶ 梨去皮及核，切成小块，与葡萄干、炼乳、哈密瓜一同放入榨汁机中，加入200毫升牛奶打至细密。

❷ 加入剩余的100毫升牛奶打匀即可。

乌龙冬瓜茶

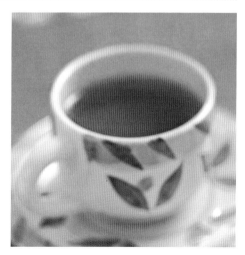

材料： 乌龙茶5克，冬瓜皮25克，山楂20克。

做法： ❶ 将冬瓜皮和山楂放入砂锅中，加适量水煎煮20分钟左右即可。

❷ 将乌龙茶放入茶壶中，用做法❶中的沸水冲泡。

> 山楂开胃消食，特别对消肉食积滞作用更好，很多助消化的药中都使用了山楂。

脂肪肝 粗细搭配 + 新鲜蔬果

脂肪肝是因脂肪代谢紊乱，致使肝细胞内脂肪积聚过多引起的病变。中医认为，脂肪肝是由于饮食失节、过食肥腻厚味或饮酒过量使胃伤脾损，脾胃消化功能下降，脾胃虚弱，引发痰湿内生、肝气失畅所致。在现代生活中，脂肪肝多为长期酗酒、营养过剩、营养不良、糖尿病等所致。

应该吃什么

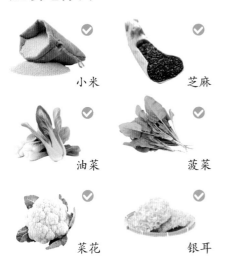

小米　　　　　　　芝麻

油菜　　　　　　　菠菜

菜花　　　　　　　银耳

怎么吃最好

- ✅ 饮食上应该提倡摄取高蛋白质、高维生素。多吃富含膳食纤维的蔬菜和水果等食物，以减少胆固醇的吸收，加速胆固醇的排泄，降低血脂。

- ✅ 主食宜粗细搭配。应适当多吃一些粗粮以及具有降脂功效的食物。

- ❌ 不宜食用含糖和脂肪多的食物，尽量少吃或不吃动物内脏、蛋黄、蟹黄等。而糖类在体内可转变为脂肪，加重脂肪肝，所以不要吃或尽量少吃甜食。

- ❌ 不宜多吃零食，睡前不要加餐。

吃这些很有效

燕麦苹果豆浆

材料：大豆50克，燕麦30克，苹果30克。

做法：❶ 将大豆用清水浸泡至软，洗净；燕麦淘洗干净，用水浸泡2小时；苹果洗净，去蒂、核，切小块。

❷ 将泡好的大豆、燕麦和苹果块一同倒入全自动豆浆机中，加入适量水煮成豆浆即可。

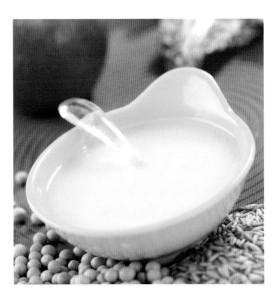

荷叶豆浆

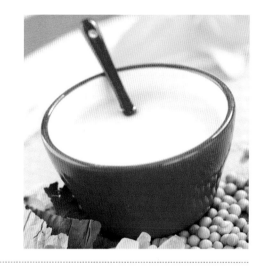

材料： 大豆50克，荷叶30克，冰糖适量。

做法： ❶ 将大豆用清水浸泡至软，洗净；荷叶洗净，切丝。

❷ 将泡好的大豆和荷叶丝一同倒入全自动豆浆机中，加入适量水煮成豆浆。

❸ 将豆浆过滤，加冰糖调味即可。

苹果菠菜汁

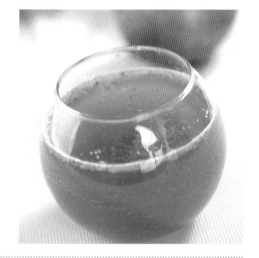

材料： 苹果2个，菠菜100克，柠檬汁、蜂蜜各1大匙。

做法： ❶ 苹果洗净，去皮，对半切开，去核，再切小块，备用。

❷ 菠菜洗净、切段，放入榨汁机中，再加苹果块、凉开水打匀成汁，滤除果渣，倒入杯中。

❸ 杯中加入柠檬汁、蜂蜜调匀即可。

薏米柠檬茶

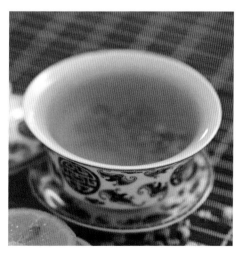

材料： 薏米50克，柠檬半个，冰糖适量。

做法： ❶ 将薏米清洗干净，柠檬切片，备用。

❷ 薏米放入砂锅中，加入适量水，大火煮沸转小火煮，至薏米熟软后关火。

❸ 放入冰糖，晾凉后再放柠檬片即可。

糖尿病 少糖少油 ＋ 忌食辛辣

　　糖尿病是生活中一种常见的代谢性疾病，在临床上可分为原发性和继发性两类，其发病的主要原因是遗传和环境。另外，某些病毒的感染或不健康的生活饮食习惯均可引起糖尿病的发生，任何年龄的人群均有患此病的可能。糖尿病患者可多喝碱性蔬果汁，以增强降糖功效。

应该吃什么

芹菜	菠菜
玉米	胡萝卜
柚子	西红柿

怎么吃最好

- ☺ 平时宜吃一些低糖或无糖食品。
- ☺ 宜严格控制碳水化合物的摄入量，如面粉、大米等谷类食物。
- ☺ 要注意控制蛋白质和脂肪的摄入量，脂肪要以植物性脂肪为主，宜尽量少食动物性脂肪。
- ✘ 少吃西瓜、荔枝、桂圆、甘蔗等含糖量高的食物。
- ✘ 忌食辛辣热性食物，包括热性补药，如红参、鹿茸、肉桂、胡椒、姜、羊肉、鹿肉、狗肉等。

吃这些很有效

绿豆燕麦米糊

材料： 粳米80克，绿豆、燕麦片各30克，冬瓜50克，盐半大匙。

做法： ❶ 将粳米、绿豆分别浸泡至软，淘洗干净；冬瓜洗净，去瓤，去皮，切丁，备用。

❷ 将除盐外的所有材料一同放入米糊机中，加适量清水，制成米糊。

❸ 加入盐调味即可。

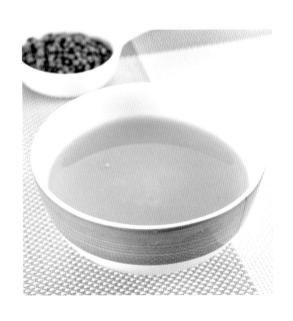

南瓜大豆豆浆

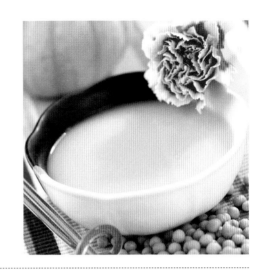

材料： 大豆60克，南瓜30克。

做法： ❶ 大豆用清水浸泡至软，洗净；南瓜去皮、瓤和籽，洗净后切小粒。

❷ 将泡好的大豆和南瓜粒一同倒入全自动豆浆机中，加入适量水煮成豆浆即可。

> 长期食用南瓜，有助于补中益气，降血脂，降血糖，清热解毒，保护胃黏膜、帮助消化。

玉米须燕麦豆浆

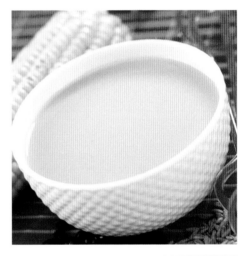

材料： 黑豆50克，燕麦片30克，玉米须20克。

做法： ❶ 将黑豆用清水浸泡至软，洗净；燕麦片淘洗干净，用清水浸泡2小时；玉米须洗净，剪碎末。

❷ 将泡好的黑豆、燕麦片和玉米须末一同倒入全自动豆浆机中，加入适量水煮成豆浆即可。

玉米渣小米豆浆

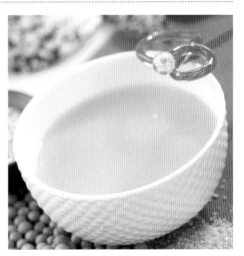

材料： 玉米渣50克，大豆25克，优质小米15克。

做法： ❶ 将大豆用清水浸泡至软，洗净；玉米渣、小米分别淘洗干净，用清水浸泡2小时。

❷ 将泡好的玉米渣、小米和大豆一同倒入全自动豆浆机中，加入适量清水煮成豆浆即可。

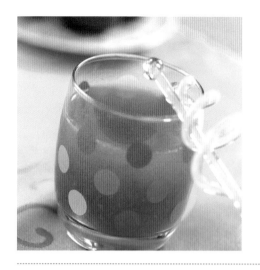

西红柿苦瓜汁

材料: 西红柿100克，菠萝1/4个，苦瓜半根。

做法: ❶ 西红柿洗净，去蒂；菠萝用盐水浸泡10分钟；苦瓜洗净，去籽。

❷ 将所有材料均切成适合榨汁的小条，放入榨汁机中榨成汁即可。

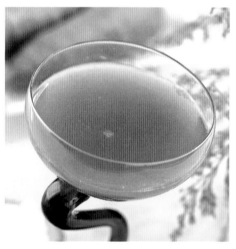

胡萝卜苹果汁

材料: 苹果1个，胡萝卜半根，柠檬1/4个，芹菜50克，冰糖1小匙。

做法: ❶ 将胡萝卜洗净，去皮，切小块。

❷ 苹果洗净，去皮及核，切成小块；将柠檬榨汁，备用。

❸ 将芹菜洗净后切小段，与苹果块、胡萝卜块一起放入榨汁机中榨汁，加入柠檬汁与冰糖拌匀即可。

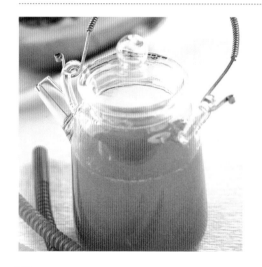

菠萝哈密瓜汁

材料: 哈密瓜200克，菠萝100克，蜂蜜1大匙。

做法: ❶ 哈密瓜洗净，对半切开，去皮及籽，切小块；菠萝去皮，切小块，备用。

❷ 所有材料一起放入榨汁机中，加入凉开水，打匀成汁，滤渣后再倒入杯中。

❸ 杯中加入蜂蜜调匀即可。

西红柿西柚汁

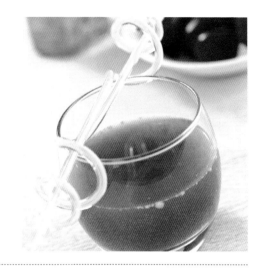

材料：西柚、西红柿各半个，苹果醋、蜂蜜、冰块各适量。

做法：❶ 西柚对半切开，用榨汁机挤出汁；西红柿切小块，备用。

❷ 将西红柿块、西柚汁及苹果醋、蜂蜜放入榨汁机中打匀成汁，倒入杯中，加入冰块即可。

西红柿气泡汁

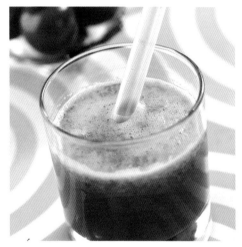

材料：西红柿2个，苏打水半杯，柠檬汁1小匙。

做法：❶ 西红柿去蒂，切成适当大小，放入榨汁机中搅打成汁。

❷ 再将苏打水、柠檬汁倒入西红柿汁中搅匀即可。

果菜菠菜汁

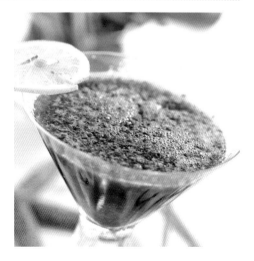

材料：菠菜300克，芹菜200克，香蕉半根，柠檬1/4个，白糖1小匙，冰块适量。

做法：❶ 菠菜泡水洗净，切去根部，切小段；芹菜、香蕉去皮，均切小块；柠檬挤汁，备用。

❷ 将全部材料放入榨汁机中打匀，倒入杯中，加入白糖、冰块即可。

骨质疏松 补充钙质 + 维生素D

骨质疏松是骨质疏松症的简称，是以骨量减少、骨脆性增加和骨折危险性增加为特征的一种系统性、全身性骨骼疾病，主要表现为骨组织内单位体积中骨量减少、骨矿物质和骨基质随年龄的增加（常见于女性绝经后）等比例地减少，骨组织的显微结构发生改变而致使其骨组织的正常荷载功能发生变化。

应该吃什么

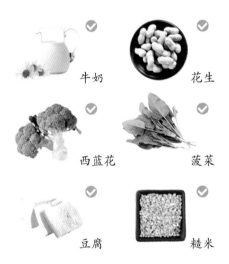

牛奶

花生

西蓝花

菠菜

豆腐

糙米

怎么吃最好

✅ 宜多补充钙质。牛奶、谷类、深色蔬菜、虾皮等含有丰富的钙质。

✅ 要补充充足的蛋白质。蛋白质是组成骨基质的原料，可增加钙的吸收和储存，对延缓骨质疏松有利。

✅ 宜多吃香菇。

✅ 宜多补充维生素D。

✅ 宜多吃含有植物雌激素的食物，特别是豆制品类。

❌ 不宜多吃菠菜和苋菜，它们含有较多的草酸，影响机体对钙的吸收。

吃这些很有效

燕麦白菜奶糊

材料：粳米、燕麦片各30克，牛奶100毫升，白菜40克，白糖适量。

做法：❶ 将粳米浸泡至软，淘洗干净；白菜切块。

❷ 将除白糖外的材料一同放入米糊机中，加适量清水，制成米糊。

❸ 加入白糖调味即可。

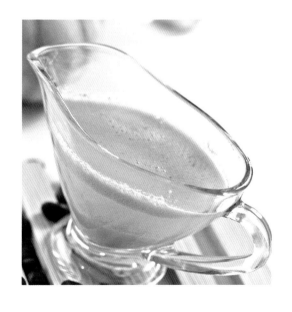

虾肉奶糊

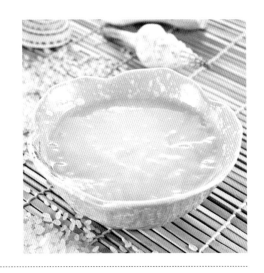

材料：粳米40克，牛奶150毫升，虾肉30克，盐适量。

做法：❶ 粳米泡软，洗净；虾肉洗净，切丁，备用。

❷ 将粳米、牛奶、虾肉丁放入米糊机中，加适量清水，制成奶糊。

❸ 加入盐调味即可。

牛奶黑芝麻豆浆

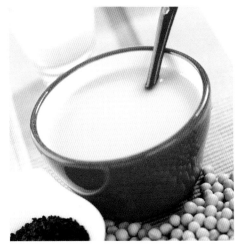

材料：大豆50克，牛奶100毫升，黑芝麻10克。

做法：❶ 将大豆用清水浸泡至软，洗净；黑芝麻洗净后沥干水分，碾碎末。

❷ 将泡好的大豆和黑芝麻一同倒入全自动豆浆机中，加入适量水煮成豆浆。

❸ 将豆浆过滤后加牛奶拌匀即可。

南瓜籽十谷米浆

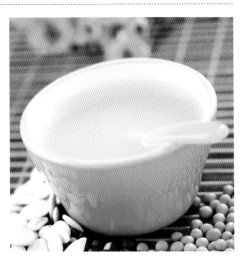

材料：十谷米（糙米、黑糯米、小米、小麦、荞麦、芡实、燕麦、莲子、麦片和薏米）50克，南瓜籽5克，大豆浆300毫升，白糖适量。

做法：❶ 十谷米洗净，浸泡约2小时。

❷ 将十谷米和南瓜籽一同放入全自动豆浆机中，加入大豆浆和清水煮成米浆。

❸ 加入白糖拌匀调味即可。

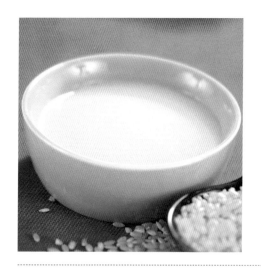

糙米花生豆浆

材料：糙米50克，熟花生10克，白糖适量。

做法：❶ 将糙米洗净，入水充分浸泡至软后备用。

❷ 将泡好的糙米、熟花生一同放入全自动豆浆机中，加入适量水煮成豆浆。

❸ 将豆浆过滤后加入白糖调味即可。

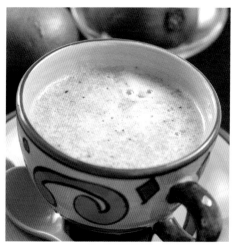

健骨猕猴桃汁

材料：猕猴桃2个，牛奶50毫升，香蕉半根，毛豆5克。

做法：❶ 将猕猴桃、香蕉分别去皮并切成小块。

❷ 将猕猴桃块、香蕉块同毛豆、牛奶及适量凉开水一起放入榨汁机中混合搅打均匀即可。

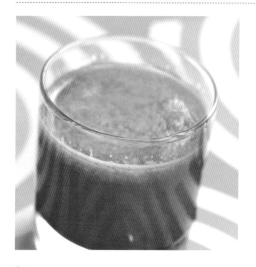

补钙樱桃汁

材料：樱桃5颗，圆白菜丝100克，酸奶300毫升，青苹果1个，白糖适量。

做法：❶ 将青苹果、樱桃分别洗净后再切成小块。

❷ 将青苹果块、樱桃块与圆白菜丝、白糖一起倒入榨汁机中，加入200毫升酸奶打至细密，再加入剩余的100毫升酸奶继续搅打均匀即可。

橘子牛奶汁

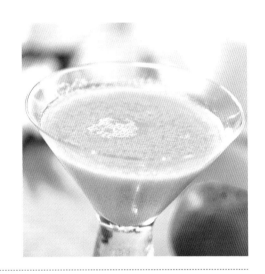

材料： 橘子2个，牛奶150毫升，蜂蜜1小匙，碎冰50毫升。

做法： ❶ 橘子去皮，剥块，去籽备用。

❷ 将橘子块、牛奶放入榨汁机中搅打均匀，再加入蜂蜜、碎冰调匀即可。

　　橘子富含丰富的维生素，尤其是维生素C，能够缓解皮肤干裂、牙龈出血、嘴唇起泡，能够有效的缓解由上火引起的症状。

双果酸奶汁

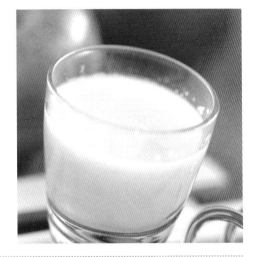

材料： 火龙果200克，苹果1/4个，酸奶100毫升。

做法： ❶ 火龙果洗净、去皮、切块；苹果洗净后，去皮及籽，切块备用。

❷ 将所有材料放入榨汁机，打匀成汁，倒入杯中即可。

南瓜花生牛奶汁

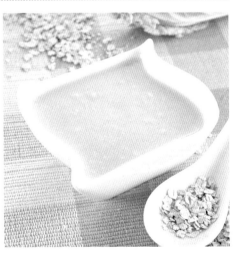

材料： 南瓜100克，鲜牛奶2/3杯，花生酱1大匙。

做法： ❶ 将南瓜去籽，削皮后切块。

❷ 将南瓜块、花生酱及牛奶一起放入榨汁机中打成汁，倒入杯中即可。

　　花生酱含有丰富的蛋白质、矿物质微量元素和大量的B族维生素、维生素E等，具有降血压、降血脂的功效。

失眠　温牛奶 ＋ 淀粉类食物

　　失眠是常见的睡眠障碍之一，是一种神经官能症，也是亚健康状态的表现。从医学上讲，失眠是人的大脑皮层兴奋和抑制过程的平衡失调，高级神经活动的正常规律被破坏的一种症状，属于大脑功能失调，并不是大脑器质性病变。失眠多由心情抑郁、精神紧张或病后脏腑功能失调所致。失眠的饮食疗法应以养心安神为主。

应该吃什么

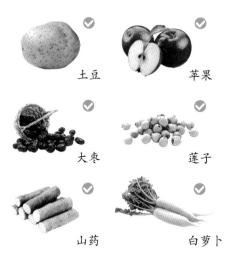

土豆　　　　　苹果

大枣　　　　　莲子

山药　　　　　白萝卜

怎么吃最好

● 睡前宜喝温牛奶。牛奶含有色氨酸，这是一种有助于睡眠的氨基酸。

● 上床前半小时宜吃一些淀粉类食物，如土豆、面包或苹果，可以促使大脑正常分泌镇静性的物质。

● 心火亢盛失眠者宜多吃鱼肉、蔬菜、水果，如冬瓜、白萝卜、苦瓜、西瓜等。

● 心肾不交失眠者宜多吃清淡补肾的食材。

● 心脾两虚失眠者宜多吃大枣、山药、桂圆、莲子、白萝卜、冬瓜等。

✕ 心火亢盛失眠者不宜吃易上火的食物。

吃这些很有效

燕麦莲子米糊

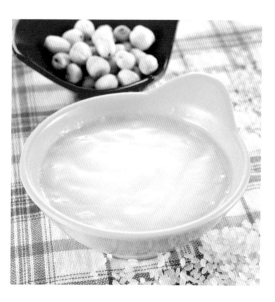

材料：粳米50克，燕麦片20克，去芯莲子30克，芡实、白糖各适量。

做法：❶ 将粳米、莲子、芡实分别浸泡至软。

❷ 将除白糖外的所有材料一同放入米糊机中，加入清水，制成米糊。

❸ 加入白糖调味即可。

百合葡萄干豆浆

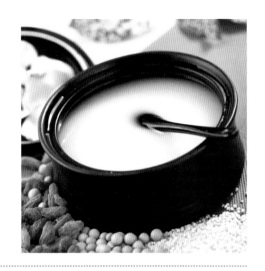

材料： 大豆50克，小米30克，鲜百合、葡萄干各15克。

做法： ❶ 将大豆用清水浸泡至软，洗净；小米淘洗干净，用清水浸泡2小时；鲜百合择洗干净，分瓣。

❷ 将全部材料一同倒入全自动豆浆机中，加入适量水煮成豆浆即可。

芦笋山药豆浆

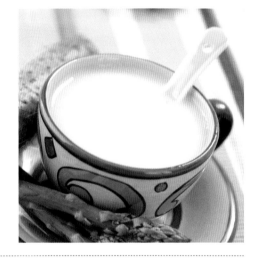

材料： 大豆50克，芦笋、山药各25克。

做法： ❶ 将芦笋洗净，切成小段，略微汆烫后捞出沥干；大豆加适量清水泡至发软，捞出洗净；山药去皮，切丁，汆烫后捞出沥干，备用。

❷ 将泡好的大豆、芦笋段、山药丁一同放入全自动豆浆机中，加入适量水煮成豆浆，晾凉后即可饮用。

菠萝圆白菜果汁

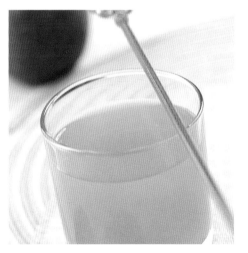

材料： 菠萝、圆白菜、苹果各100克。

做法： ❶ 菠萝去皮，切小块；圆白菜洗净，剥小块；苹果洗净，去皮，对半切开，去核，切小块。

❷ 将所有材料放入榨汁机中榨成汁，再倒入杯中即可。

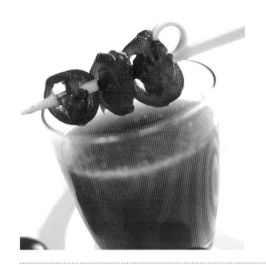

薄荷味西红柿汁

材料：西柚300克，西红柿2个，薄荷2克。

做法：❶ 西柚去皮，切成小块，备用。

❷ 西红柿洗净，去皮，切成小块。

❸ 把切好的西红柿块、西柚块和薄荷一起放入榨汁机中榨成汁即可。

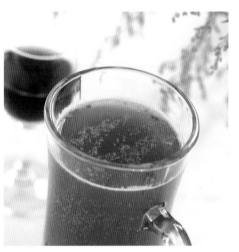

葡萄红酒汁

材料：葡萄100克，柠檬汁1小匙，红葡萄酒2大匙。

做法：❶ 葡萄连皮切成两半，若有内籽则去除。

❷ 把半杯凉开水与所有材料一起放入榨汁机中打成汁即可。

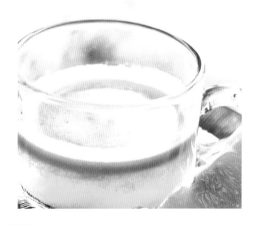

丝瓜苹果汁

材料：苹果块、丝瓜块各适量，橙子1片，冰块2块。

做法：❶ 苹果块蘸上盐水后捞出。

❷ 分别将苹果块、丝瓜块放入纱布中压榨，挤出汁，注入放有冰块的杯中。

❸ 橙子放入纱布中，挤出汁，加入丝瓜苹果汁内搅匀饮用。也可将整片橙子放入搅匀的丝瓜苹果汁中饮用。

橙子牛奶汁

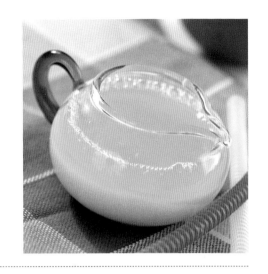

材料： 橙子半个，牛奶150毫升，橘子酱1大匙。

做法： ❶ 橙子横向切成两半，用榨汁机榨成橙子汁。

❷ 将牛奶加热，与橙子汁、橘子酱混合调匀即可。

枣仁蜂蜜茶

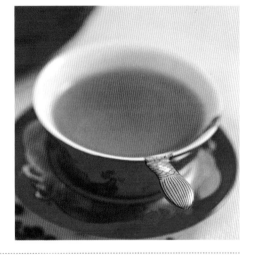

材料： 酸枣仁15克，蜂蜜30克。

做法： ❶ 将酸枣仁炒至微黄，然后放入茶杯中，用沸水冲泡，加盖闷泡10分钟左右即可。

❷ 饮用时可依个人口味调入适量蜂蜜。

　　酸枣仁可养心安神，益阴敛汗，对肝血不足、虚烦不眠、体虚多汗、津伤口渴等有缓解作用。

茉莉花茶

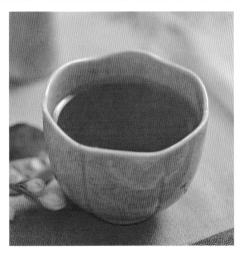

材料： 茉莉花3克，冰糖适量。

做法： ❶ 以85℃左右的开水冲泡茉莉花，盖好杯盖，闷泡3分钟左右。

❷ 泡好茶后可依个人喜好调入适量冰糖，搅拌均匀后即可饮用。

　　经常饮用茉莉花茶可安定情绪及舒解郁闷。

健忘 规律进食 ＋ 补充蛋白

　　健忘是指记忆力减退、遇事易忘的症状，也就是说，大脑的思考能力暂时出现了障碍。导致健忘的原因很多，如年龄的增长、压力大、精神高度紧张、过度吸烟酗酒、缺乏维生素等都可诱发健忘。其中，年龄的增长是导致健忘的主要因素。一般情况下，健忘多见于40岁以上的中老年人。

应该吃什么

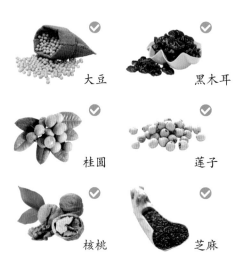

大豆　　　　黑木耳

桂圆　　　　莲子

核桃　　　　芝麻

怎么吃最好

- ☑ 宜适当吃些健脑益智的食物，如豆制品、黑木耳、核桃、食用菌类、玉米、大枣、鱼类、猪脑、蛋类等。
- ☑ 要注意多吃易于消化又富于营养的食物，保证足够的蛋白质。
- ☑ 饮食要规律，一日三餐要按时吃。
- ✗ 忌食大蒜、浓可可、香菜、大葱、辣椒、浓茶、咖啡等食物；忌烟、酒。
- ✗ 不宜多吃能够造成记忆力减退的甜食和咸食。
- ✗ 忌吃动物脂肪。

吃这些很有效

核桃开心果糊

材料：粳米80克，核桃仁、开心果仁各30克，白果20克（去壳），白糖适量。

做法：❶ 将粳米浸泡至软，淘洗干净；白果切丁。

❷ 将除白糖外的所有材料一同放入米糊机中加入清水，制成米糊。

❸ 加入白糖调味即可。

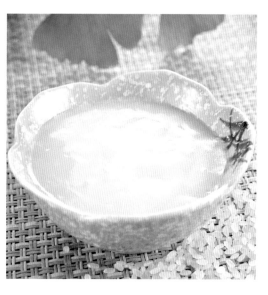

草莓菠萝汁

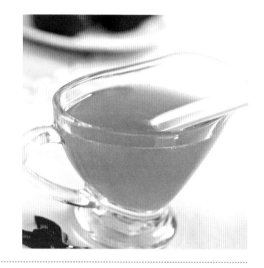

材料： 草莓12颗，菠萝汁30毫升，腰果5克，蜂蜜1小匙，柠檬汁15毫升。

做法： ❶ 草莓洗净，去蒂，切块，备用。

❷ 将草莓块、菠萝汁、腰果放入榨汁机中打匀，倒入杯中，备用。

❸ 杯中加入蜂蜜、柠檬汁调匀即可。

莴笋蔬果汁

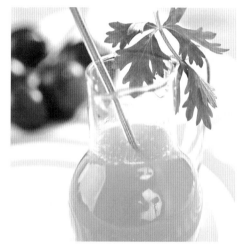

材料： 莴笋60克，芹菜30克，小西红柿5个，苹果半个，酸奶2大匙，小麦胚芽粉1大匙。

做法： ❶ 莴笋、西红柿、苹果分别洗净后切块；芹菜连叶洗净，切段。

❷ 将除酸奶、小麦胚芽粉外的所有材料放入榨汁机中榨汁，倒入杯中，加入剩余材料混合拌匀即可。

增智甘蔗汁

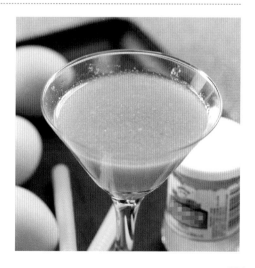

材料： 甘蔗1根，圆白菜10克，鸡蛋1个，蜂蜜半小匙。

做法： ❶ 将鸡蛋煮熟，取蛋黄；甘蔗去皮，切块；圆白菜洗净，切丝。

❷ 将甘蔗块和圆白菜丝一起放入榨汁机中，再加入鸡蛋黄、蜂蜜及适量凉开水，混合后搅匀即可。

贫血 红色食物 + 新鲜蔬果

贫血，是指血液中红细胞的总量在正常值以下。造成贫血的原因很多，根据致病原因不同，贫血可分为缺铁性贫血、再生障碍性贫血、失血性贫血、溶血性贫血等。贫血的致病因素很多，它不是一个独立性疾病，而是许多疾病的一种表现形式。孕妇是缺铁性贫血的高发人群。

应该吃什么

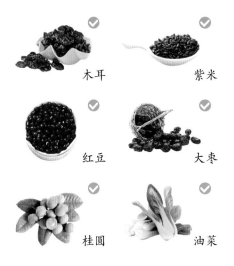

木耳　　　　紫米

红豆　　　　大枣

桂圆　　　　油菜

怎么吃最好

☑ 宜多吃有色的新鲜蔬菜和水果，这样可多补充维生素C、叶绿素等物质，有利于人体对铁质的吸收。

☑ 宜适量食用含铁量高的食物，如肉类。肉类是铁最丰富的来源，也是血红素铁的主要来源。

☑ 宜多吃大枣。

✖ 奶类会阻止身体对铁的吸收，因此不宜用牛奶和奶类饮料来服用补铁药。

✖ 忌过多进食铁剂，否则可能会引起铁质积累中毒，甚至肝硬化。

吃这些很有效

黑木耳紫米糊

材料： 紫米80克（泡软），大枣5颗，枸杞子10克，水发黑木耳20克，白糖适量。

做法： ❶ 将水发黑木耳洗净，撕小朵；大枣洗净，去核，切末。

❷ 将除白糖外的材料一同放入米糊机中加入清水，制成米糊。

❸ 加入白糖调味即可。

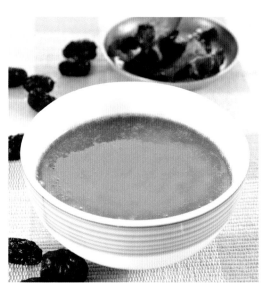

大枣花生豆浆

材料：大豆60克，大枣、花生各15克，冰糖适量。

做法：❶ 将大豆用清水浸泡至软，洗净；大枣洗净，去核后切碎末；花生挑净杂质，洗净备用。

❷ 将泡好的大豆、大枣末和花生一同倒入全自动豆浆机中，加入适量水煮成豆浆。

❸ 将豆浆过滤，加冰糖调味即可。

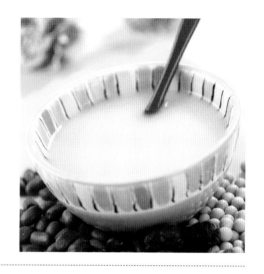

油菜菠萝豆浆汁

材料：油菜1/3棵，菠萝（果肉）75克，豆浆半杯。

做法：❶ 将油菜的根切除，洗净，切成适当大小；菠萝肉洗净后切成块。

❷ 将所有材料倒入榨汁机中搅打成汁，并搅拌均匀即可。

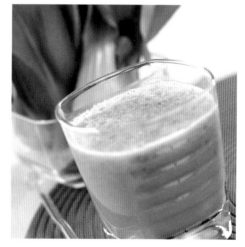

菠菜汁

材料：菠菜300克，碎冰半杯。

做法：❶ 菠菜叶洗净，放入榨汁机中搅打成菜汁，备用。

❷ 碎冰放入杯中，倒入菠菜汁，用搅拌棒拌匀即可。

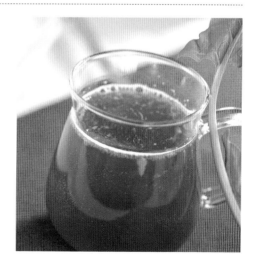

食欲不振 酸味食物 ＋ 新鲜蔬果

　　食欲不振指缺乏食欲。造成食欲不振的原因较多，一般来说，由于过量的工作和运动及生活不规律造成的身心疲惫、工作压力大，因对事情过分担心而造成的精神紧张等，均可能导致暂时性食欲不振。此外，过饮、过食、慢性便秘、运动量不足也可能导致食欲不振。

应该吃什么

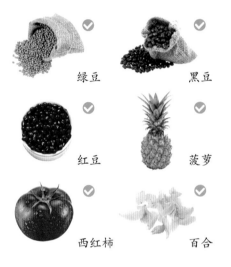

绿豆　　　　　　黑豆

红豆　　　　　　菠萝

西红柿　　　　　百合

怎么吃最好

- ☑ 多吃山楂、菠萝、鱼类、蛋类、面食、牛奶、西红柿、枇杷等营养丰富的食物。
- ☑ 适当增加酸味和辣味，酸和辣都是典型的开胃食物。
- ☑ 可以将已经泡发的绿豆、黑豆、红小豆等，搭配糯米、薏米、大米、小米、燕麦、百合等，做成豆浆会更加开胃。
- ☑ 因呕吐致食欲不振者，可适当地多摄取维生素B_6，它对于各种病因引起的呕吐，尤其是妊娠呕吐的疗效最佳。
- ✖ 忌贪吃冷饮。

吃这些很有效

西瓜水蜜桃糊

材料：粳米、大豆各80克，西瓜、水蜜桃丁各50克，白糖适量。

做法：❶ 将粳米、大豆浸泡至软；西瓜切丁。

❷ 将除白糖外的所有材料一同放入米糊机中，加水，制成米糊。

❸ 加入白糖调味即可。

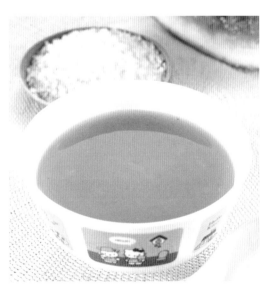

高粱小米豆浆

材料: 大豆50克,高粱、小米各25克,冰糖适量。

做法: ❶ 将大豆、高粱分别用清水浸泡至软,洗净;小米洗净,用清水浸泡2小时。
❷ 将泡好的大豆、小米和高粱一同倒入全自动豆浆机中,加入适量水煮成豆浆。
❸ 将豆浆过滤后加冰糖调味即可。

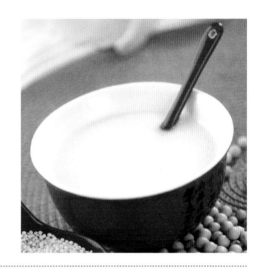

杂粮香蕉饮

材料: 五谷杂粮粉1大匙,香蕉1根,热牛奶1大碗。

做法: ❶ 将五谷杂粮粉与热牛奶混合搅拌均匀。
❷ 香蕉切成丁后放入榨汁机,然后将做法❶中的材料也放入榨汁机,一同搅打至细密即可。

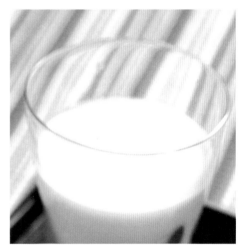

乌龙戏珠茶

材料: 乌龙茶2克,炒熟花生仁5粒,核桃仁3颗,松子仁2粒。

做法: ❶ 将果仁分别洗净沥干;花生仁去皮;将之共研成细末。
❷ 将乌龙茶冲去杂质后放入壶中备用。
❸ 将细末加入装有乌龙茶的壶中,倒入沸水250毫升,静置2分钟后饮用即可。

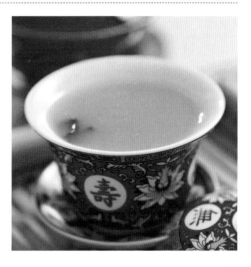

便秘 适度饮水 ＋ 摄取膳食纤维

便秘就是排便困难，大便干涩。由于排便不通顺，往往会出现头痛、腹胀、食欲不振、睡眠不安等症状，而且长期便秘还会导致痔疮的出现。中医认为，便秘主要是由于贪吃辛辣刺激性食物、忧愁思虑、久坐久病等原因造成的。它不仅与大肠的传导功能失调有关，还与脾胃、肾、气化功能失常等有密切关系。

应该吃什么

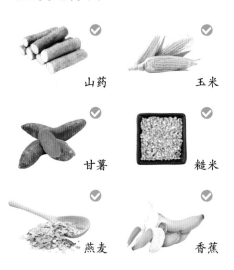

山药　　　　玉米

甘薯　　　　糙米

燕麦　　　　香蕉

怎么吃最好

✅ 宜吃山药、玉米、大米、桑葚、松子、甘薯、糙米、燕麦、香蕉等食物。

✅ 饮食上应多摄取高蛋白、高维生素。

✅ 多喝开水，可以改善便秘症状；晚饭后适当喝点酸奶。

✅ 多食油润滋阴食品和饮料，因为它们有润肠通便的作用。

❌ 忌吃辣椒、芥末、胡椒、豆类、海带、紫菜、乳类、瘦肉类、羊肉等食物。

❌ 不要吃过于精细的食物，以免加重症状，适当吃一些粗粮。

吃这些很有效

百合芝麻米糊

材料：粳米、小米各40克，熟花生、熟黑芝麻各20克，鲜百合15克，莲子、核桃仁各25克，冰糖适量。

做法：❶ 将粳米、小米、莲子浸泡至软，淘洗干净。

❷ 将除冰糖外的所有材料放入米糊机中制成米糊。

❸ 加冰糖搅拌至化开即可。

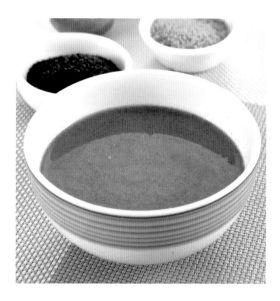

白菜绿米糊

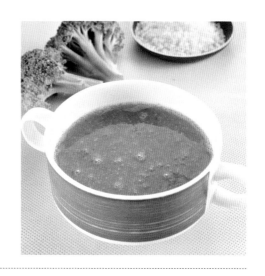

材料：粳米80克，白菜、西蓝花各50克，盐适量。

做法：❶ 将粳米浸泡至软，淘洗干净；白菜、西蓝花洗净，切小块。

❷ 将做法❶的材料放入米糊机中，加入适量清水，制成米糊。

❸ 加入盐调味即可。

甘薯山药豆浆

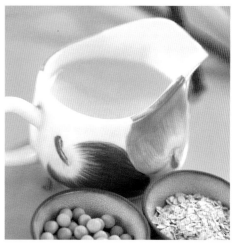

材料：甘薯、山药各50克，大豆30克，燕麦适量。

做法：❶ 将大豆洗净，加水泡至发软，捞出；甘薯、山药分别去皮、切丁，山药入沸水中氽烫后捞出沥干；燕麦加水浸泡。

❷ 将全部材料一同放入全自动豆浆机中，加入适量水煮成豆浆即可。

山楂大米豆浆

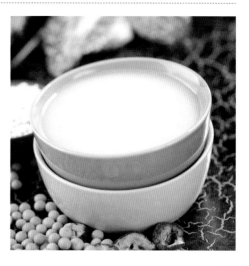

材料：大豆60克，山楂25克，大米20克，白糖适量。

做法：❶ 将大豆用清水泡至软，洗净；大米淘洗干净；山楂洗净，去蒂除核后切碎。

❷ 将除白糖外的所有材料一同倒入全自动豆浆机中，加入适量水煮成豆浆，加入适量白糖调味即可。

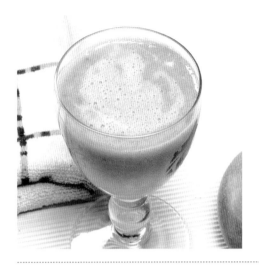

香蕉芒果排毒汁

材料： 芒果1个，香蕉1根，豆浆100毫升。

做法： ❶ 芒果洗净后去皮，取果肉切块，放入榨汁机中。

❷ 香蕉切成小段，也放入榨汁机中。

❸ 最后将豆浆倒入榨汁机中，与其他材料一起搅打均匀即可。

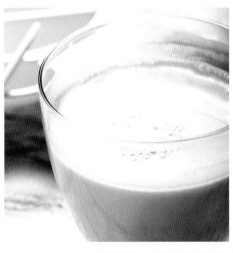

奶香藕汁

材料： 香瓜1个，鲜奶油15克，藕粉适量，蜂蜜适量。

做法： ❶ 将香瓜去皮，切块，放入榨汁机中搅打成汁。

❷ 藕粉用凉开水调匀后，加入热开水调成透明糊状。

❸ 在藕粉中加入香瓜汁，再加入蜂蜜调味，并淋入鲜奶油即可。

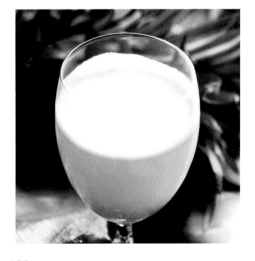

莴笋苹果菠萝汁

材料： 莴笋、苹果、菠萝各100克，柠檬半个，蜂蜜适量。

做法： ❶ 将莴笋、菠萝、柠檬、苹果分别洗净，去皮，切成片。

❷ 将除蜂蜜外的所有材料一同放入榨汁机中榨汁，再倒入杯中。

❸ 如喜欢甜饮，可加些蜂蜜调味。

杏仁茶

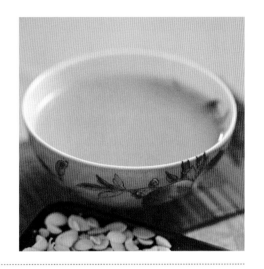

材料： 苦杏仁、冬瓜子、麻子仁各10克，白糖适量。

做法： ❶ 将苦杏仁、冬瓜子、麻子仁放在热水中浸泡8～10分钟。

❷ 将浸泡后的茶材去皮后捣烂，置锅中，加入白糖和水搅匀，烧沸即成。

香蕉绿茶

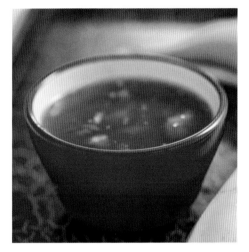

材料： 香蕉1根，绿茶5克，蜂蜜适量。

做法： ❶ 绿茶用热水冲泡好后，滤汁，备用。

❷ 香蕉剥皮研碎，加入绿茶汁中，调入适量蜂蜜搅匀即可饮用。

常食香蕉不仅有益于大脑，预防神经疲劳，还有润肺止咳、防止便秘的作用。

芝麻核桃玫瑰茶

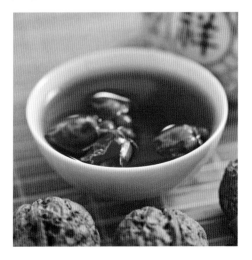

材料： 黑芝麻10克，核桃12克，干玫瑰花9克，绿茶5克，蜂蜜适量。

做法： ❶ 将黑芝麻及核桃用搅拌机捣碎，并用棉布袋包起来，与玫瑰花、绿茶一起放入干净的杯子中。

❷ 用热开水冲泡10～20分钟，最后依个人口味调入适量蜂蜜即可。

腹泻 健脾食物 + 适度饮水

腹泻是消化系统疾病中的常见症状之一，可分为慢性腹泻和急性腹泻。慢性腹泻是指反复发作或持续2个月以上的腹泻。急性腹泻多有较强的季节性，好发于夏秋二季。如消化不良、肠炎、痢疾、肝病等消化系统疾病均可导致腹泻。

应该吃什么

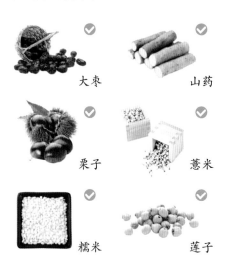

大枣　　　　　　　山药

栗子　　　　　　　薏米

糯米　　　　　　　莲子

怎么吃最好

- ✅ 宜控制蔬菜、水果、高膳食纤维及易引起胀气食物的摄入，如豆类、白萝卜等。
- ✅ 易患腹泻的人可多吃一些具有健脾止泻及酸性、有收涩作用的粥膳。
- ✅ 腹泻往往会使体内丢失大量的水分，故必须及时补充水分。
- ❌ 忌食生冷、油腻食物。
- ❌ 忌生吃大蒜。
- ❌ 忌食高脂肪食品。
- ❌ 腹泻时吃奶类制品会使病情加剧，因此应忌食。

吃这些很有效

蘑菇鳝鱼米糊

材料： 粳米、大豆各50克，燕麦片25克，鳝鱼40克，蘑菇30克，盐适量。

做法： ❶ 将粳米、大豆分别浸泡至软，淘洗干净；鳝鱼剔小刺，切丁。

❷ 将除盐外的所有材料放入米糊机中，加水制成米糊，加入盐调味即可。

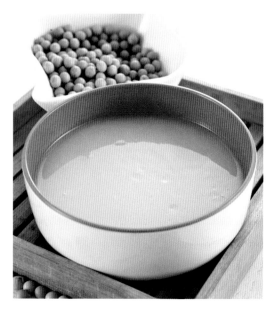

山药大枣米糊

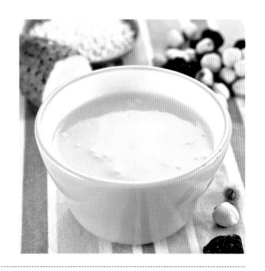

材料： 粳米、糯米各50克，山药、莲子各30克，去核大枣5颗，冰糖适量。

做法： ❶ 将粳米、糯米、莲子浸泡至软，淘洗干净；山药去皮，切丁。

❷ 将除冰糖外的所有材料放入米糊机中，加水，制成米糊。

❸ 加入冰糖调味即可。

干果滋补豆浆

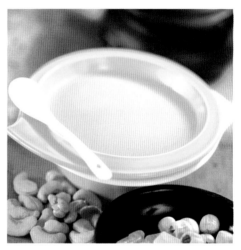

材料： 大豆50克，腰果20克，莲子、栗子、薏米、冰糖各适量。

做法： ❶ 将大豆、莲子、薏米分别加水泡至软，捞出洗净；腰果洗净，栗子去皮洗净，均泡软；冰糖捣碎。

❷ 将除冰糖外所有材料一同放入全自动豆浆机中，再加入适量清水煮成豆浆，将豆浆过滤，加入适量冰糖调味即可。

萝卜蛋黄菜花汁

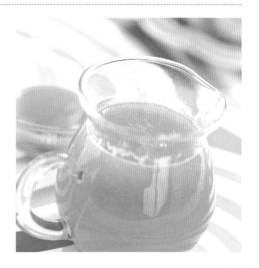

材料： 胡萝卜1根，熟鸡蛋1个（取蛋黄），菜花1小朵。

做法： ❶ 胡萝卜洗净，去皮，切成2厘米见方的小块；菜花洗净。

❷ 将胡萝卜块、菜花、蛋黄一起放入榨汁机中，加半杯温开水搅拌均匀即可。

痔疮 新鲜蔬果 + 适度饮水

痔疮是肛门直肠底部及肛门黏膜的静脉丛发生曲张而形成的一个或多个柔软静脉团的一种慢性疾病。痔疮根据发生的部位可分为内痔、外痔和混合痔。中医认为，痔疮是由于饮食不节，过食厚味、生冷、辛辣的食物导致胃肠受损或因怀孕、慢性腹泻、长期便秘及久坐等因素造成。

应该吃什么

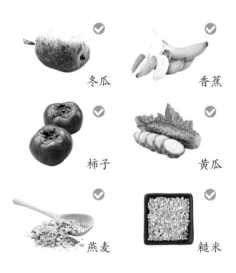

冬瓜　　　香蕉

柿子　　　黄瓜

燕麦　　　糙米

怎么吃最好

☑ 平时宜多吃蔬菜和水果，特别是具有清热凉血作用的蔬菜和水果，以矫正便秘，从而预防痔疮。

☑ 宜多吃燕麦、糙米等富含膳食纤维的食物，以缓和病情。

☑ 可以适当地生吃白萝卜、黄瓜等，从而使痔疮症状得到明显的改善。

☑ 要多喝开水。

☑ 注意少吃油炸、熏烤的食品，少吃味香肥美的油腻食品。

✗ 不吃刺激性食物。

吃这些很有效

香蕉山药米糊

材料：粳米、小米各40克，枸杞子15克，香蕉1根，山药30克。

做法：❶ 将粳米、小米分别浸泡洗净；枸杞子洗净；香蕉切段；山药切成丁。

❷ 将所有材料一同放入豆浆机中，加入适量清水，制成米糊即可。

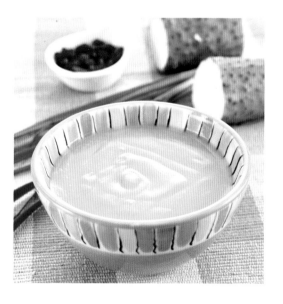

香蕉雪梨生菜汁

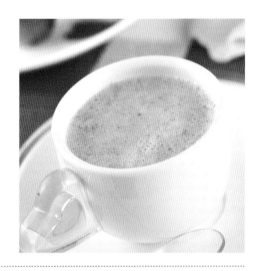

材料：雪梨1个，香蕉1根，生菜200克，蜂蜜20克，冰块少许。

做法：❶ 雪梨洗净，切块；香蕉剥皮后切小块。

❷ 生菜洗净，包裹香蕉。

❸ 将除冰块、蜂蜜外的所有材料放入榨汁机内搅打成汁。

❹ 加适量蜂蜜和冰块即可。

海带黄瓜芹菜汁

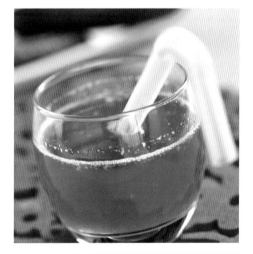

材料：海带1片，黄瓜1根，芹菜1棵。

做法：❶ 将海带浸泡，切条；黄瓜充分浸泡洗净，切成小条；芹菜洗净，连叶切成段。

❷ 将所有材料放入榨汁机中榨成汁，倒入杯中即可。

蜂蜜柚子茶

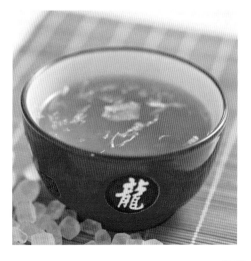

材料：柚子1个，菊花、冰糖、蜂蜜适量。

做法：❶ 将柚子削下皮，切成丝；果肉去籽，用搅拌机打成泥状。

❷ 将柚子皮和果肉泥入锅，加适量水和冰糖，然后再用小火熬30分钟至黏稠。

❸ 加蜂蜜调匀即可。

痛经 摄取膳食纤维 + 忌食辛冷

痛经是指女性在经期前后或行经期间，出现下腹部痉挛性疼痛，并伴有全身不适，严重者还会给日常生活造成不便。痛经可分为原发性痛经和继发性痛经两种。中医认为，痛经是由经血不畅、气滞血瘀所导致。因此，在食疗方面要以补肾、健脾、调理气血为主。

应该吃什么

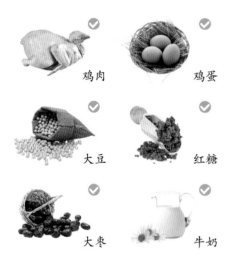

鸡肉

鸡蛋

大豆

红糖

大枣

牛奶

怎么吃最好

◎ 宜吃猪瘦肉、鸡肉、兔肉、鸡蛋、红糖、豆腐、豆制品等食物。

◎ 宜多吃含膳食纤维丰富的食物，以减轻便秘症状，避免诱发痛经。

◎ 可适当喝酒，酒类有温阳通脉、行气驱寒的功效，适当喝些米酒、曲酒或酒酿等，可起到散瘀缓痛的作用，对防治痛经有效。

✗ 忌吃生冷刺激性食物和寒性海鲜，如冰棍、冷饮、咖啡、浓茶、啤酒、螃蟹等。

✗ 忌吃干酪类甜品。

吃这些很有效

大枣腰果米糊

材 料：粳米、糙米各50克，当归20克，大枣、腰果各15克，白糖适量。

做 法：❶ 将粳米、糙米分别浸泡至软，淘洗干净；当归煎汁。

❷ 将除白糖外的所有材料一同放入米糊机中，加入清水，制成米糊。

❸ 加入白糖调味即可。

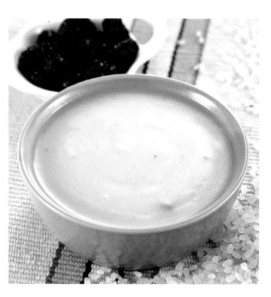

大枣木瓜米糊

材料：粳米、小米各40克，去芯莲子、枸杞子各15克，去核大枣6颗，木瓜60克。

做法：❶ 将粳米、小米、去芯莲子分别浸泡至软，淘洗干净；木瓜切丁。

❷ 将所有材料一同放入米糊机中，加入适量清水，制成米糊即可。

> 经常服用大枣具有很好的补血以及补气的作用。

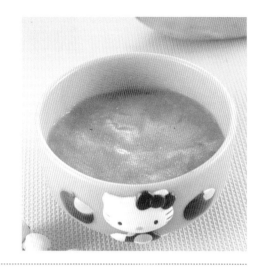

牛奶热茶

材料：红茶1克，白糖15克，牛奶75克，柠檬1个。

做法：❶ 红茶泡为茶水，备用；柠檬洗净，切3～5片；将牛奶倒入奶锅中加热煮沸，离火。

❷ 将所有材料混合，趁热饮。

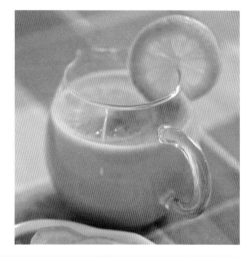

红花茶

材料：红花5克，桃仁、红茶各3克。

做法：❶ 将桃仁磨成粉末。

❷ 杯中加入红花、红茶和桃仁粉，然后注入沸水冲泡，10分钟左右即可饮用。

> 红花茶具有降血压、降血脂、改善机体微循环的功能。

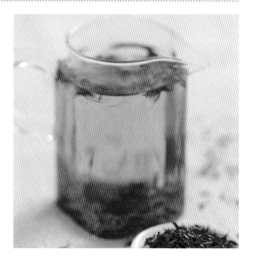

月经不调 新鲜蔬果 + 滋补性食物

月经是女性特有的生理现象，指有规律的、周期性的子宫出血。月经不调是指与月经有关的多种疾病，包括月经的周期、经期长短、经量、经色、经质的改变或伴随月经周期前后出现的某些症状。治疗月经不调主要应以调理气血、平衡脏腑功能为主。另外，月经不调也与血液瘀滞、血流不畅有关，因此在治疗时也要注意活血化瘀。

应该吃什么

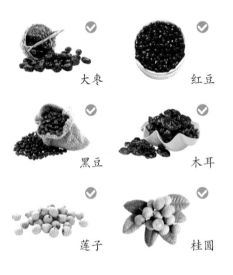

大枣　　　　　红豆

黑豆　　　　　木耳

莲子　　　　　桂圆

怎么吃最好

- 宜多吃新鲜蔬菜和水果。
- 吃冰品容易使体质变冷，影响经血的正常流量，会造成生理期疼痛，所以女性在生理期间饮食宜以温、热、营养为原则。
- 宜适量食用乌鸡、羊肉、猪腰、羊肾、虾、鱼子、哈士蟆油、海参、淡菜、黑豆、胡桃仁等滋补性的食物。
- 宜多吃些富含膳食纤维的食物，保持大便通畅，以免加重痛经的症状。
- ❌ 忌食刺激性的食物，如冷饮、葱、姜、辣椒等。

吃这些很有效

桂圆核桃米糊

材料： 粳米、小米各50克，去核大枣、枸杞子各15克，核桃仁、杏仁各20克，桂圆肉适量。

做法： ❶ 将粳米、小米泡软，洗净；去核大枣、枸杞子洗净。
❷ 将所有材料一同放入米糊机中，加入适量清水，制成米糊即可。

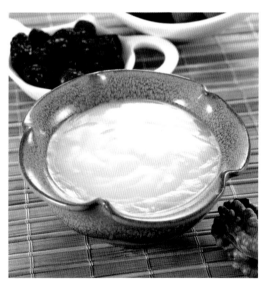

苹果桂圆米糊

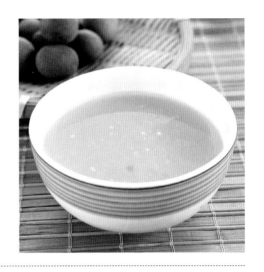

材料： 粳米、糯米各50克，桂圆肉、苹果、白糖各适量。

做法： ❶ 将粳米、糯米泡软，淘洗干净；苹果洗净，去皮，去核，切丁。

❷ 将除白糖外的材料一同放入米糊机中，加入适量清水，制成米糊。

❸ 加入白糖调味即可。

红豆养颜豆浆

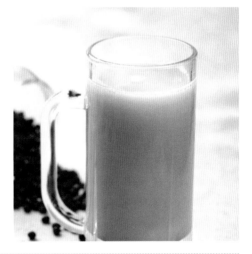

材料： 红豆100克，白糖适量。

做法： ❶ 将红豆加适量水泡至发软，捞出洗净。

❷ 将泡好的红豆放入全自动豆浆机中，加适量水煮成豆浆。

❸ 将豆浆过滤，加入适量白糖调味即可。

姜枣红糖茶

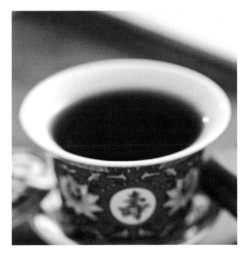

材料： 干姜、大枣、红糖各30克。

做法： ❶ 干姜清洗干净切片；大枣清洗干净去核。

❷ 将干姜片、大枣、红糖放入茶壶中，冲入沸水，加盖闷泡5分钟左右即可。

更年期综合征 补充铁质 + 摄取维生素

更年期综合征即围绝经期综合征，指女性绝经前后出现性激素波动或减少所致的一系列以自主神经系统功能紊乱为主，伴有神经心理症状的一组症候群。好发于46~50岁之间的中年女性。

应该吃什么

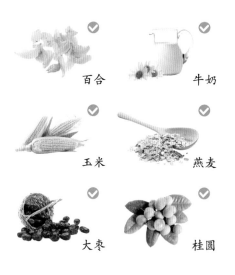

百合　　　　牛奶

玉米　　　　燕麦

大枣　　　　桂圆

怎么吃最好

✅ 饭菜要多样化，并可以多食用一些有滋补肾经及镇静安神作用的食物。

✅ 经乱而多时，宜多食猪肝、鲫鱼、海带等食物以补充铁质。

✅ 宜食用富含维生素C、B族维生素的食物。B族维生素能维持神经健康和促进消化，增强机体抵抗力。维生素C可促进铁的吸收，降低微血管脆性。

❌ 忌食辣椒、酒、咖啡、浓茶等兴奋刺激性食物。

❌ 不宜食用高糖多脂食物。

吃这些很有效

玉米百合奶糊

材 料：粳米、薏米各50克，鲜百合15克，鲜玉米粒、枸杞子、酸奶适量。

做 法：❶ 将粳米、薏米泡软洗净；鲜百合洗净；枸杞子洗净。

❷ 将所有材料放入米糊机中，加适量清水，制成米糊即可。

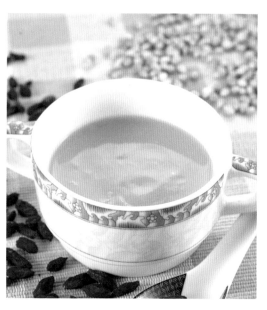

桂圆糯米豆浆

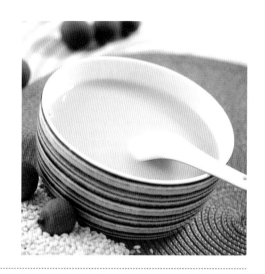

材料： 大豆60克，桂圆肉、糯米各25克。

做法： ❶ 将大豆用清水浸泡至软，洗净；糯米淘洗干净，用清水浸泡2小时。

❷ 将泡好的大豆、桂圆肉和糯米一同倒入全自动豆浆机中，加入适量清水煮成豆浆即可。

> 有滋补强体、补心安神、养血壮阳、益脾开胃、润肤美容的功效。

双黑米浆

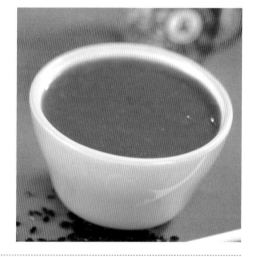

材料： 豆浆200毫升，黑米50克，黑木耳20克，白糖适量。

做法： ❶ 将黑米、黑木耳分别洗净，用清水泡软。

❷ 将泡好的黑米、黑木耳与豆浆一同放入全自动豆浆机中，加入适量水继续煮成豆浆。

❸ 将豆浆过滤后加入白糖调味即可。

燕麦大枣豆浆

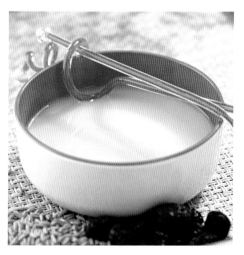

材料： 大豆60克，大枣3个，燕麦片适量。

做法： ❶ 大豆用清水浸泡至软，洗净；大枣洗净，去核后切成碎末。

❷ 将泡好的大豆、燕麦片和大枣末一同倒入全自动豆浆机中，加入适量水煮成豆浆即可。

神经衰弱 清淡饮食 + 新鲜蔬果

神经衰弱是指大脑由于长期的情绪紧张和精神压力而产生精神活动能力减弱的症状，是亚健康的常见表现之一。造成神经衰弱的原因通常是由于长期精神紧张导致中枢神经系统兴奋与抑制转化功能失调，如果这种情况影响到大脑皮质下部，则还有可能导致自主神经功能紊乱。神经衰弱多发于16～40岁，从事脑力劳动者占多数。

应该吃什么

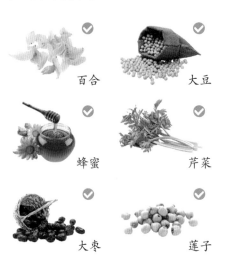

百合

大豆

蜂蜜

芹菜

大枣

莲子

怎么吃最好

- 饮食需清淡，宜食鹌鹑蛋、灵芝、人参、百合、冬虫夏草、天麻、太子参、西洋参、何首乌、燕窝、葵花籽、酸枣仁、大豆制品、蜂乳、蜂蜜。
- 宜食新鲜的蔬菜和水果，如芹菜、银耳、桂圆、莲子、大枣、桑葚、荔枝。
- ✖ 忌烟酒。
- ✖ 忌食辛辣刺激性食品。
- ✖ 不宜多吃油腻、煎炸食品。
- ✖ 不宜吃过热、过寒食品。
- ✖ 不宜喝浓茶、咖啡或含咖啡因的饮料。

吃这些很有效

粳米南瓜奶糊

材料：粳米、大豆各50克，牛奶150毫升，南瓜60克，白糖适量。

做法：❶ 将粳米、大豆分别浸泡至软；南瓜切丁。

❷ 将除白糖外的所有材料一同放入米糊机中，加清水，制成米糊。

❸ 加入白糖调味即可。

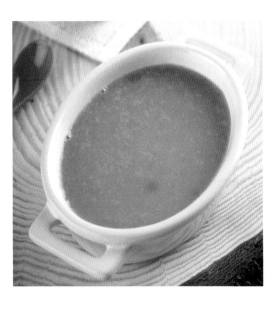

百合安神豆浆

材料：黑豆50克，鲜百合、银耳各25克，白糖适量。

做法：❶ 将黑豆加水泡至发软，捞出洗净；银耳泡发；鲜百合洗净。

❷ 将泡好的黑豆、银耳、鲜百合一同放入全自动豆浆机中，加入适量水煮成豆浆。

❸ 将豆浆过滤，加入白糖调味即可。

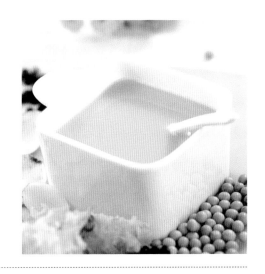

玫瑰花豆浆

材料：大豆100克，玫瑰花、白糖各适量。

做法：❶ 将大豆加水泡至发软后捞出，洗净；玫瑰花洗净。

❷ 将泡好的大豆、玫瑰花一同放入全自动豆浆机中，加入适量水后煮成豆浆。

❸ 将豆浆过滤，加入白糖调味即可。

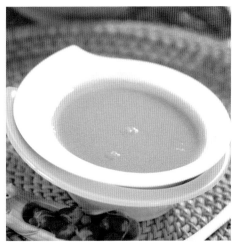

茉莉绿茶豆浆

材料：大豆100克，茉莉花、绿茶各适量，白糖少许。

做法：❶ 将大豆加水泡软，捞出洗净；茉莉花、绿茶分别加热水浸泡后取汁。

❷ 将泡好的大豆放入全自动豆浆机中，加入适量水及茶汁煮成豆浆。

❸ 将豆浆过滤，加入白糖调味即可。

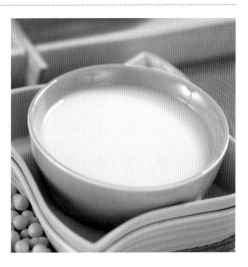

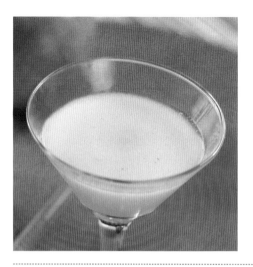

果香美肤柠檬汁

材料： 苹果50克，莴笋20克，蜂蜜1小匙，柠檬汁少许。

做法： ❶ 将莴笋、苹果洗净，去皮切小块，放入榨汁机中，加入蜂蜜及水搅打均匀。

❷ 依个人喜好加入少许柠檬汁。

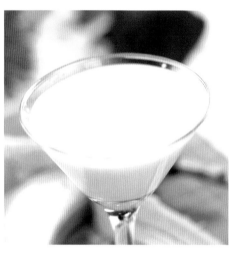

香蕉牛奶汁

材料： 香蕉1根，鲜牛奶1杯，蜂蜜少许。

做法： ❶ 香蕉去皮，切小块，备用。

❷ 香蕉和鲜牛奶同放入榨汁机中，搅打均匀后倒入杯中。

❸ 调入蜂蜜即可。

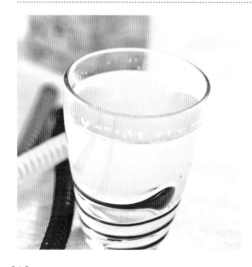

桂圆安神汁

材料： 桂圆60克，蜂蜜、冰块各适量。

做法： ❶ 将桂圆洗净，去皮及核。

❷ 将所有材料一起放入榨汁机中榨汁，20秒后倒入杯中即可饮用。

> 桂圆有助于补心脾、益气血、健脾胃、养肌肉。

茄子蜂蜜汁

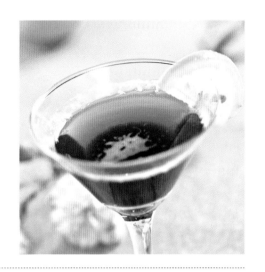

材料： 茄子2个，柠檬1个，姜10克，蜂蜜10毫升。

做法： ❶ 将茄子洗净、去皮并切成块；姜切成碎末；柠檬去皮，切片。

❷ 将茄子块、姜末、柠檬片一起放入榨汁机中榨汁。

❸ 将榨好的汁放入杯中，加入蜂蜜调味搅拌均匀即可。

莲子乌龙茶

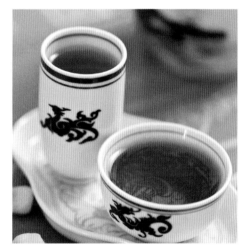

材料： 莲子10～15粒，桂圆干20克，大枣5颗，乌龙茶、蜂蜜各适量。

做法： ❶ 将莲子洗净，放入盛有水的砂锅中煮熟，然后加入桂圆干、大枣和乌龙茶，以小火蒸煮20分钟。

❷ 滤出茶汁，然后加入适量蜂蜜调味即可饮用。

菊花玫瑰茶

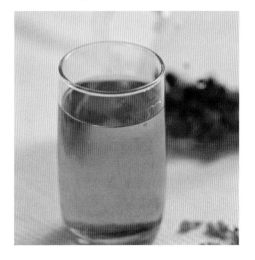

材料： 菊花12克，玫瑰花、茉莉花、薄荷各4克，蜂蜜或冰糖适量。

做法： ❶ 将菊花、玫瑰花、茉莉花、薄荷一同放入杯中，用沸水冲泡，加盖闷泡15分钟左右即可。

❷ 最后加适量蜂蜜或冰糖调味即可饮用。

感冒 多饮水 + 少油少盐

感冒，俗称"伤风"，也称为上呼吸道感染，是由多种病毒引起的一种呼吸道常见病。西医将感冒分成普通感冒和流行性感冒。通常，普通感冒是因为受凉或暑热引起的，属于个人的病情。流行性感冒则是由感冒病毒或细菌引起的传染性病症，通常在寒冷季节发生较多，因为受到风寒的影响，在春天与冬天的发病率最高。

应该吃什么

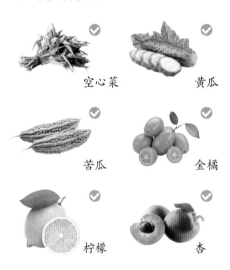

空心菜　　　黄瓜

苦瓜　　　金橘

柠檬　　　杏

怎么吃最好

☺ 风寒感冒宜于辛温，应多吃温热性食物；风热感冒适宜辛凉，可多吃寒凉性食物；暑湿感冒应清暑祛湿，应多吃易消化、利湿的食物。

☺ 中医以发汗为治疗感冒的首选方法，但发汗会带走水分，因此可让感冒患者多服稀粥以补充流失的水分。

✖ 不宜多吃油炸、肥腻等食物。

✖ 忌过量食用盐。

✖ 不宜喝酒精类饮料，它们会使人体缺水，并且降低肌体抵抗疾病的能力。

吃这些很有效

葱姜杏仁米糊

材料：粳米、糯米各50克，杏仁15克，葱白、姜各适量，大蒜2瓣。

做法：❶ 将粳米、糯米分别浸泡至软，淘洗干净；葱白、姜、大蒜切碎末。

❷ 将所有材料一同放入米糊机中，加入水，制成米糊即可。

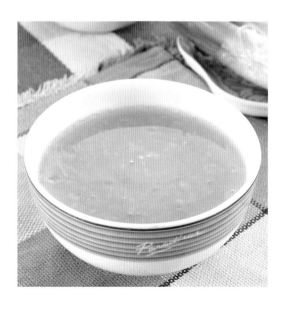

橙子菠萝退热汁

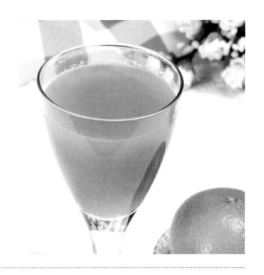

材料: 橙子1个, 菠萝1/4个, 青椒半个, 胡萝卜半根, 蜂蜜1小匙。

做法: ❶ 菠萝削皮清洗, 切小块, 备用。

❷ 青椒去籽, 切成块, 洗净, 备用。

❸ 胡萝卜削皮后洗净, 切小块; 橙子剥皮, 切成小块, 备用。

❹ 将除蜂蜜外的所有材料放入榨汁机中加水充分搅打均匀, 加入蜂蜜调味即可。

鲜藕苹果蜜汁

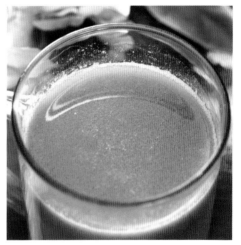

材料: 莲藕50克, 胡萝卜80克, 苹果1个, 蜂蜜适量。

做法: ❶ 将莲藕、胡萝卜分别洗净后去皮, 切小块; 苹果洗净, 去核, 切小块。

❷ 将除蜂蜜外的所有材料一同放入榨汁机中搅打成汁。

❸ 加入少量凉开水、蜂蜜调匀即可服食。

苹果椒藕汁

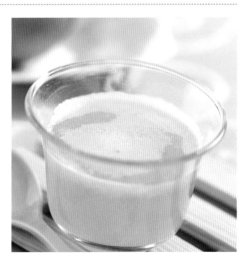

材料: 苹果半个, 甜椒1个, 莲藕50克。

做法: ❶ 苹果洗净, 去核, 切成小块。

❷ 莲藕洗净, 去皮, 切成小块。

❸ 甜椒洗净, 去蒂及籽, 切成小块。

❹ 将所有材料及半杯温开水一起放入榨汁机中榨成汁即可。

咳嗽 清淡饮食 + 摄取高蛋白

传统医学认为，咳嗽是由饮食不当、脾虚生痰或外感风寒、风热及燥热外邪等原因造成肺气不宣、肺气上逆所致。现代医学认为，咳嗽是呼吸系统疾病最常见的一种症状，也是人体的一种保护性反应，它可以帮助人体排出外界侵入呼吸道的异物及呼吸道中的分泌物。

应该吃什么

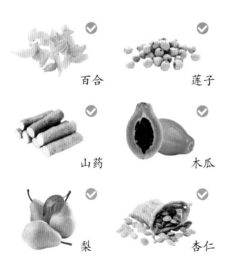

百合　　　　　莲子

山药　　　　　木瓜

梨　　　　　　杏仁

怎么吃最好

✔ 咳嗽患者饮食中宜食用高蛋白食物，同时也可多吃些富含维生素A的食物。

✔ 咳嗽多为肺热引起，进食过多的肥甘厚味食物则会加重症状，因此饮食宜以清淡为主。

✘ 应少食或禁食辛辣刺激性食物，以免使咳嗽加重。

✘ 忌抽烟，以免刺激呼吸道，引起咳嗽。

✘ 忌食生冷食物，多喝热茶。

✘ 忌食发性食品，如醪糟、牛肉、香菇、海鲜等。

吃这些很有效

银耳橘皮米糊

材料： 粳米、糙米各50克，水发银耳30克，杏仁15克，鲜橘皮20克。

做法： ❶ 将粳米、糙米分别浸泡至软，淘洗干净；水发银耳洗净，撕小朵；鲜橘皮洗净，切丁。

❷ 将所有材料一同放入米糊机中，加适量清水，制成米糊。

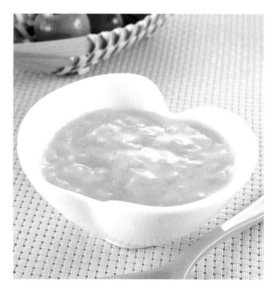

雪梨苹果汁

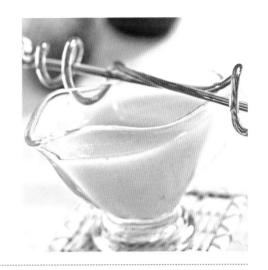

材料：雪梨2个，苹果1个。

做法：❶ 雪梨、苹果均洗净，去皮，对半切开，去核，切小块，备用。

❷ 将所有材料一起放入榨汁机中，打匀成汁，滤除果渣，倒入杯中即可。

> 苹果可协助人体顺利排出废物，减少有害物质对皮肤的危害；还会增加饱腹感，饭前吃能减少进食量，达到减肥的目的。

甘蔗山药汁

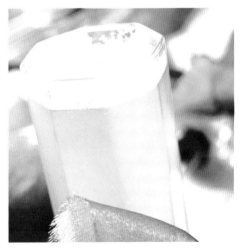

材料：甘蔗、山药、黄瓜各适量。

做法：❶ 山药去皮后洗净，切块，捣烂；甘蔗去皮，切块；黄瓜去皮，切块。

❷ 将山药、甘蔗块及黄瓜块放入榨汁机中打成汁，饮用时稍微加热即可。

> 甘蔗可为机体补充充足的热能，对防治低血糖、消除疲劳、中暑等有较好的作用。

雪梨止咳茶

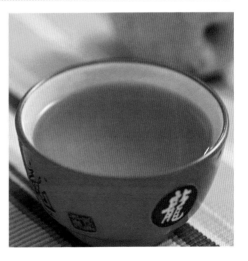

材料：雪梨500克，蜂蜜适量。

做法：❶ 将雪梨洗净，去皮、去核，捣碎取汁。

❷ 将雪梨汁放入盛有适量清水的锅中，以小火熬煮10分钟左右。

❸ 晾凉后调入蜂蜜，搅拌均匀即可饮用。

哮喘 新鲜蔬果 + 忌食发物

哮喘是一种常见的呼吸道疾病，被世界医学界公认为四大顽症之一，被列为十大死亡原因之最。它严重危害人们的身心健康，而且难以得到根治。哮喘可发生在任何年龄、任何人群。导致哮喘的原因较多。常见的哮喘有以下几种：支气管哮喘、喘息性支气管炎、支气管肺癌、心脏疾病引起的哮喘和职业性哮喘。

应该吃什么

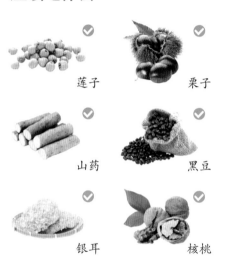

莲子　　　　　栗子

山药　　　　　黑豆

银耳　　　　　核桃

怎么吃最好

- 宜多食新鲜蔬菜和豆制品。适量选食一些能滋补肺、脾、肾的食品，如枇杷、狗肉、羊肺等。
- 宜多食水果，如菠萝、哈密瓜、草莓、橙子、猕猴桃等。
- 宜减少盐的摄入量。
- ❌ 忌烟酒，多喝绿茶。
- ❌ 忌食带鱼、黄鱼、蛏子、鲥鱼、虾、蟹、雪里蕻、芥菜、醪糟等发物；少吃冷饮、冰冻之物。

吃这些很有效

栗子双瓜汁

材料： 栗子100克，西瓜1/3个，香瓜半个，梨1个，柠檬2片。

做法： ❶ 梨去核，香瓜去籽，均切成2厘米见方的小块；用勺掏出西瓜瓤；柠檬片切碎；栗子去皮，备用。
❷ 将所有材料一起放入榨汁机中榨汁即可。

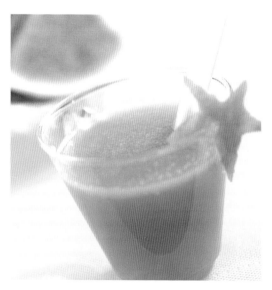

金橘柠檬杨梅汁

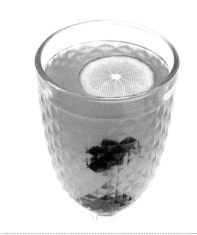

材料： 金橘2~3个，柠檬1个，杨梅3~5颗，蜂蜜1大匙。

做法： ❶ 将金橘及柠檬分别洗净，横切成2个半圆形，共同放入榨汁机中榨成汁，倒入杯中，备用。

❷ 加入杨梅、蜂蜜与适量凉开水，调匀后即可饮用。

苦丁茶

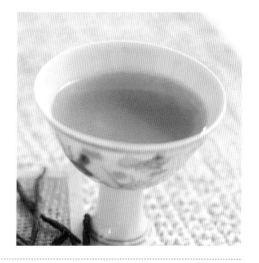

材料： 苦丁、蜂蜜各适量。

做法： ❶ 将苦丁放入杯中，用沸水冲泡1~2分钟。然后依个人口味调入适量蜂蜜即可饮用。

❷ 苦丁可再次冲泡，第一次和第二次冲泡时需要1~2分钟，第三次冲泡时要延长为3~5分钟。

桔梗茶

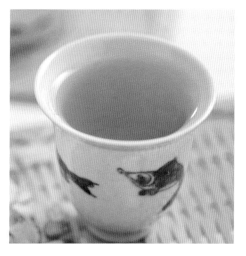

材料： 桔梗10克，千日红5克，蜂蜜适量。

做法： ❶ 将桔梗和千日红放入一杯热开水中，浸泡10分钟左右后，过滤取汁。

❷ 在桔梗汁液中加入适量蜂蜜调味即可。

❸ 或者用纱布袋将桔梗和千日红装起来做成茶包，每次用沸水冲泡饮用。

牙痛 清淡饮食 + 补充维生素

牙痛是口腔科疾病最常见的症状之一。很多牙病能引起牙痛，如龋齿、急性牙髓炎、慢性牙髓炎、牙周炎、牙龈炎等。此外，某些神经系统疾病、某些慢性疾病都可引起牙痛。传统中医根据牙痛的病因将牙痛分为风热牙痛、胃火牙痛、虚火牙痛几种。无论哪种类型的牙痛患者，都应多吃具有清热、去火功效的食物。

应该吃什么

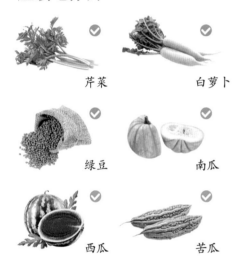

芹菜

白萝卜

绿豆

南瓜

西瓜

苦瓜

怎么吃最好

- 宜多吃清胃火及清肝火的食物，如南瓜、西瓜、荸荠、芹菜、苦瓜、白萝卜、绿豆等。也可用这类食物制成具有清热、去火等功效的膳食进行调理。

- 多吃含氟的食物，有利于牙齿组织钙化和代谢。

- 忌酒、热性动火及过硬的食物。

- 过酸、过冷、过热的食物会刺激牙龈，引起牙痛，因此不宜多吃。

- 忌食热性水果，如榴莲等。

吃这些很有效

白菜荸荠米糊

材料：粳米、糙米各50克（泡软），白菜、荸荠（去皮）各30克，鲜百合、水发银耳各20克。

做法：❶ 将鲜百合、水发银耳洗净，撕小片；白菜、荸荠（去皮）洗净，切块。

❷ 将所有材料一同放入米糊机中，加水，制成米糊即可。

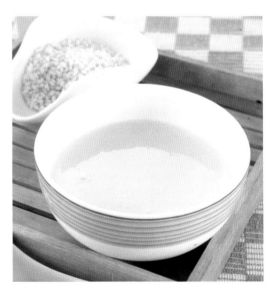

220

南瓜芒果蛋奶汁

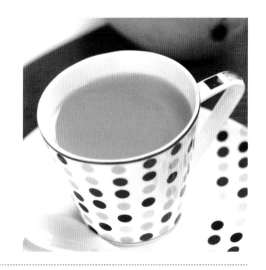

材料：芒果1个，熟鸡蛋1个（取蛋黄），南瓜50克，牛奶半杯。

做法：❶ 南瓜去皮，切小块；芒果去皮及核，切小块，备用。

❷ 把南瓜块放入微波炉加热3分钟后取出。

❸ 所有材料放入榨汁机中，加少量牛奶打至细密，再倒入剩余的牛奶打匀。

芦笋苦瓜汁

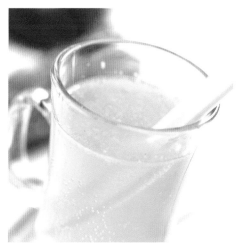

材料：芦笋5根，苦瓜半根，蜂蜜1小匙，冰块适量。

做法：❶ 芦笋洗净，削皮后切小段；苦瓜去蒂，洗净，对半切开，去籽，切块备用。

❷ 芦笋段、苦瓜块放入榨汁机中榨汁，倒入杯中，放入冰块和蜂蜜调匀即可。

鸭梨生地黄茶

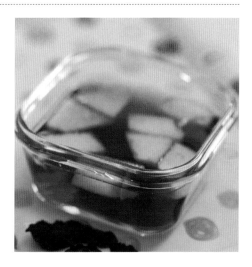

材料：鸭梨1个，生地黄5克，绿茶3克，冰糖适量。

做法：❶ 将鸭梨洗净，削皮，切块备用。

❷ 把鸭梨块、鸭梨皮、生地黄放入盛有适量水的砂锅中，用水煎煮10分钟左右。

❸ 绿茶放入杯中，用熬好的汁液冲泡。

❹ 最后依个人口味调入适量冰糖即可。

口臭 荤素搭配 + 忌食辛辣

口臭是指口、鼻或咽中出气有臭味或异味的一种症状。中医认为，胃为水谷之海，气血生化之源，因此，口臭大多是由于胃火盛、胃中积热所引发的消化不良或消化系统紊乱所致。如果口臭是由胃火太盛引起，则当从胃根治，宜采用清热化湿的单方来调养。

应该吃什么

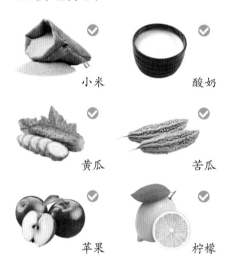

小米　　　　　　　酸奶

黄瓜　　　　　　　苦瓜

苹果　　　　　　　柠檬

怎么吃最好

◎ 口臭者要注意进食规律，荤素搭配。

◎ 进食前30分钟喝一杯白开水，清洗口腔的同时，也顺便清理肠胃。进食的顺序为：先是蔬菜，然后荤菜，最后主食。

◎ 要多吃低脂肪食物，少吃脂肪含量高的食物。

◎ 多吃易消化的食物，以促进肠胃蠕动。

✕ 少吃煎炸、油腻、荤腥食物，它们不仅容易使人上火，还会在口中留存异味。

✕ 尽量少吃韭菜、香菜、大蒜之类的蔬菜和辛辣刺激性食物。

吃这些很有效

山楂豆腐米糊

材料：小米、大豆各50克，鲜山楂5颗，西红柿1个，豆腐30克。

做法：❶ 将小米、大豆浸泡至软，淘洗干净；鲜山楂洗净，去籽；西红柿去皮，切块；豆腐切丁。

❷ 将所有材料一同放入米糊机中，加水，制成米糊。

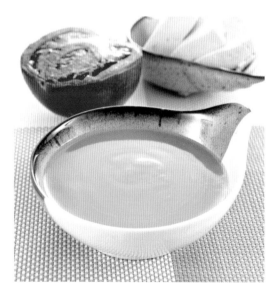

李子甘蓝薄荷汁

材料：李子4个，薄荷6片，西红柿1个，紫甘蓝丝1碗，果糖适量。

做法：❶ 所有材料均洗净。李子去核后切成小块；西红柿去皮后切块。

❷ 将李子块、西红柿块和紫甘蓝丝放入榨汁机中，加入果糖、薄荷、200毫升凉开水打至细密，再加100毫升凉开水打匀即可。

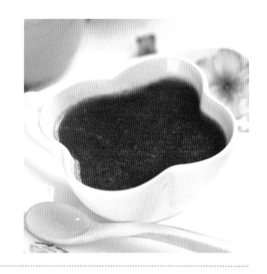

生物素木莓汁

材料：木瓜、橘子各1个，草莓3颗，熟鸡蛋半个（取蛋黄），炼乳1大匙。

做法：❶ 木瓜、橘子洗净后去皮及籽，切小块。

❷ 将木瓜块、橘子块与熟蛋黄、草莓、炼乳一起倒入榨汁机中，加入200毫升凉开水打至细密。

❸ 再加100毫升凉开水打匀即可。

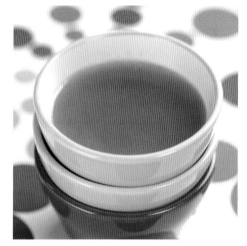

薏米绿豆甜茶

材料：绿豆150克，薏米60克，冰糖适量。

做法：❶ 绿豆、薏米分别洗净，加入盛有适量水的锅中。

❷ 大火烧沸后，改小火慢熬，直到绿豆、薏米熟软。

❸ 关火，加入适量冰糖，等温度适宜时即可饮用。

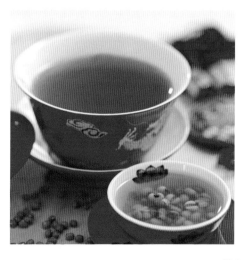

口腔溃疡　饮食多样化 ＋ 忌食生冷食物

　　口腔溃疡是一种反复发作的慢性口腔黏膜病，该病与机体抵抗力下降、情绪失调、过度疲劳、内分泌紊乱、真菌感染及营养缺乏有关。口腔溃疡完全可以通过饮食调养得以改善。平常除了戒烟、戒酒之外，少食辛辣食物、多饮水、注意健康饮食等均是预防口腔溃疡的不错方法。

应该吃什么

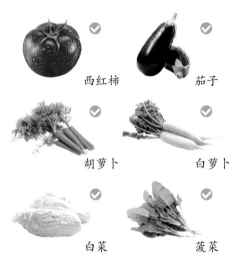

西红柿　　茄子

胡萝卜　　白萝卜

白菜　　菠菜

怎么吃最好

☑ 饮食多样化，宜多食刺激性小的水果，且最好切成小块后再食用。

☑ 宜食栗子。栗子含有维生素B_2，对改善成人口腔溃疡和儿童口舌生疮都有一定的益处。

✖ 不宜多食刺激性强及易引发过敏的食物，如大蒜、葱、韭菜、臭豆腐等。

✖ 忌食煎炸烘烤食品。

✖ 忌食咖啡、含香料食品、柑橘类水果及其他可能刺激口腔的食物。

✖ 不宜食生冷和坚硬的食物。

吃这些很有效

萝卜大豆米糊

材料：小米100克，大豆50克，白萝卜、胡萝卜各40克，盐适量。

做法：❶ 将小米、大豆分别浸泡至软，淘洗干净；白萝卜、胡萝卜分别洗净，切块。

❷ 将除盐外的所有材料一同放入米糊机中，加入清水，制成米糊。

❸ 加入盐调味即可。

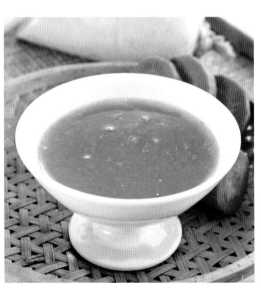

西瓜梅子汁

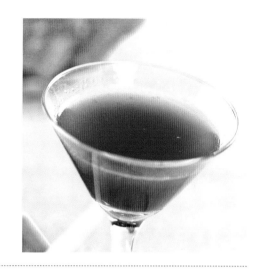

材料： 西瓜1/4个，腌渍紫梅子5颗，紫苏梅汁半匙。

做法： ❶ 西瓜去皮，切块，用牙签挑去籽，放进榨汁机内加100毫升凉开水打成汁，过滤去渣。

❷ 在榨好的果汁中加梅汁拌匀，放入梅子即可。

香蕉豆浆蜜汁

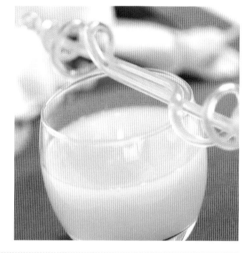

材料： 香蕉1根，豆浆3/4杯，花生仁10粒，蜂蜜少许。

做法： ❶ 将香蕉剥皮，切成2厘米见方的小块；花生仁洗净。

❷ 将除蜂蜜外的所有材料一起放入榨汁机中搅拌，饮用时调入蜂蜜即可。

百合白菜蜜饮

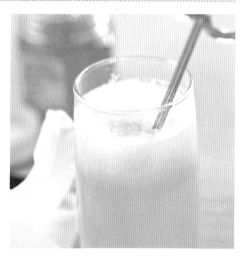

材料： 百合（鲜品）1个，圆白菜2片，蜂蜜1小匙。

做法： ❶ 百合掰开后洗净；圆白菜洗净，切成小块。

❷ 将上述两种材料放入榨汁机中，加入凉开水榨汁，然后加入蜂蜜调味即可。

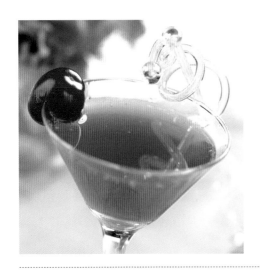

苹果西红柿汁

材料： 苹果、西红柿各2个，柠檬汁、蜂蜜各1大匙。

做法： ❶ 苹果洗净、去皮，对半切开，去核，切小块；西红柿洗净，去蒂，切小块，备用。

❷ 将所有材料放入榨汁机中搅打成汁，滤渣，倒入杯中。

❸ 加入柠檬汁、蜂蜜调匀即可。

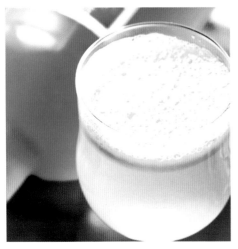

白菜苹果柠檬汁

材料： 苹果块80克，白菜丁50克，柠檬2～3片。

做法： ❶ 分别将白菜丁、苹果块放入两层纱布中，用硬的器物压榨，挤出汁装入准备好的杯内。

❷ 将柠檬连皮放入两层纱布中，挤出汁，倒入装有白菜、苹果混合汁的杯中，搅拌均匀即可饮用。

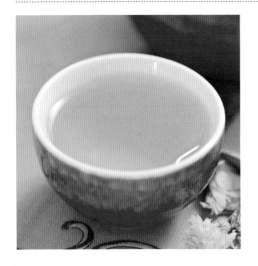

桑菊茶

材料： 桑叶2克，菊花2～5朵，冰糖适量。

做法： ❶ 将桑叶、菊花一同置入杯中，然后用沸水冲泡5分钟左右。

❷ 泡好后用冰糖调味即可。

❸ 或者将桑叶、菊花一起用纱布包起来做茶包冲饮，可多次续冲。